Attachment Centered Play Therapy

以依恋为中心的游戏治疗

帮助儿童与家庭疗愈关系创伤

〔美〕克莱尔·梅伦廷（Clair Mellenthin） 著

吉 莉 译

中国轻工业出版社

图书在版编目（CIP）数据

以依恋为中心的游戏治疗：帮助儿童与家庭疗愈关系创伤／（美）克莱尔·梅伦廷（Clair Mellenthin）著；吉莉译. —北京：中国轻工业出版社，2023.1

ISBN 978-7-5184-4082-5

Ⅰ. ①以… Ⅱ. ①克… ②吉… Ⅲ. ①儿童－游戏－精神疗法 Ⅳ. ①R749.055

中国版本图书馆CIP数据核字（2022）第135005号

总 策 划：石 铁
策划编辑：林思语　　责任终审：张乃东　　责任校对：万 众
责任编辑：林思语　　整体设计：侯采薇　　责任监印：刘志颖

出版发行：中国轻工业出版社（北京东长安街6号，邮编：100740）
印　　刷：三河市鑫金马印装有限公司
经　　销：各地新华书店
版　　次：2023年1月第1版第1次印刷
开　　本：880×1230　1/32　印张：7.375
字　　数：100千字
书　　号：ISBN 978-7-5184-4082-5　定价：58.00元
读者热线：010-65181109，65262933
发行电话：010-85119832　传真：010-85113293
网　　址：http://www.chlip.com.cn　http://www.wqedu.com
电子信箱：1012305542@qq.com
如发现图书残缺请与我社联系调换
220115Y2X101ZYW

献给我的丈夫马特。

感谢你给了我飞翔的翅膀，还有安全的降落之地。

我爱你，我很感激你在我身边。

前　言

　　游戏治疗领域迫切需要一本书，来详细介绍英国约翰·鲍尔比（John Bowlby）的依恋理论的贡献，以及如何将开创性的理论概念整合到儿童治疗的实践中。克莱尔·梅伦廷（Clair Mellenthin）的这本书不仅满足了这一需要，还具有更大的价值。说它具有更大价值，是因为这本书既没有使用艰涩的专业术语，也没有用客体关系理论中机械的语言，在我看来，那样的语言会阻碍依恋理论在美国的影响力的增长。尽管鲍尔比早在 20 世纪60 年代就因其关于依恋的研究而闻名，但直到最近 20 年，该理论才得到应有的关注，这在很大程度上归功于神经生物学研究的贡献，尤其是丹尼尔·西格尔（Daniel Siegel）对神经生物学和依恋研究的卓越整合。

　　"以依恋为中心的游戏治疗（Attachment Centered Play Therapy）"以海伦·本尼迪克特（Helen Benedict）及其在贝勒大学（Baylor University）的研究项目的开创性贡献为基础，该项目数十年来一直致力于研究依恋障碍儿童的游戏治疗这一主题。克莱尔·梅伦廷的独特贡献是将先前基于依恋的方法，尤其是游戏治疗，与其他疗法巧妙地结合起来，如，家庭系统治疗、亲子游戏治疗以及家庭游戏治疗——由伊莱安娜·吉尔（Eliana Gil）首创，她最初接受的培训是婚姻和家庭治疗。通过考虑家庭中各个成员的依恋需要和风格，以及家庭系统本身的性质（如，纠缠与疏离），游戏治疗师在指引之下"布下更大的网"。这是一种以证据为基础的干预方式，通过让家庭成员参与进来而"布下更大的网"，这可以提高游戏治疗师的工作效力。

强调家庭游戏治疗中的依恋创伤和参与，从而疗愈重要关系中的破裂，这一点至关重要，而在游戏治疗的著作中却并不总会强调这一点。修复家庭中的破裂、断开的联结和断裂的关系得到了依恋研究人员的研究结果的支持，比如爱德华·特朗尼克（Edward Tronick），他因"无表情"实验而闻名，该实验表明，修复依恋中的破裂会加强联结，而不仅仅是将其恢复到以前的关系状态。梅伦廷列举了家庭游戏治疗干预中的一些实际例子，来说明如何完成修复的工作，如何通过游戏的力量恢复断开的联结。游戏治疗中自然嵌入的游戏性为联结的恢复创造了疗愈性环境，或者在某些情况下，为第一次建立联结创造了疗愈性环境。

在这本用心且优美的书中，穿插着治疗师的理解、精湛的技巧、敏感的同频（attunement）和慈悲心。梅伦廷拒绝采用"一刀切"的方法，而是仔细评估每个寻求帮助的儿童和家庭的具体需要。作者的来访者是幸运的，因为本书的字里行间充满了她对来访者的深切关怀和承诺。当我的家人需要心理治疗时，我希望能找到像她这样的治疗师。阅读她治疗过程中的故事，即使是最复杂的病例，比如第八章中的查理，对我来说也特别温暖。查理是一个很好的例子，我称之为"披着大猩猩外衣的小鹿"，他们经常被别人误解，常常在照护系统中遭受不公平的对待。在那个案例中却并非如此：治疗师、社工和接受治疗的家庭的奉献在这个孩子的转变中都发挥了关键作用。

本书是按逻辑顺序来编排的，分别列出了安全依恋的基础——复原力（resilience）最有力的贡献因子；以及各种不同形式的不安全依恋，出于非自身的各种原因，有些人在早年没有得到父母始终如一的关爱和保护。对不安全依恋形式，是用非专业人士（如教师、家长以及心理健康专业人士）觉得可读性强、直观易懂的语言来表述的。接下来的重点是破坏性事件的影响，这些事件可能威胁到孩子和家庭的依恋关系，包括分离、离婚、发展性压力或过渡、贫穷、死亡和创伤。虽然游戏治疗师会欣赏对不良童年经历造成的依恋创伤进行干预的实用技术，但本书并不是一本详细介绍各种可能技术的"配方手册"。相反，每章末尾的干预都是围绕这些发展性挑战的临床问题展开的广泛讨论，包括离婚、哀伤与丧失、死亡，以及创伤。我很赞赏作者对这些重要的不良童年经历所做出的深思熟虑及发展性的基于研究的综述，这些经历可能会破坏健康的童年发展，但如果提供适当的干预，或许就能避免那些不幸的发生。围绕哀伤与创伤的讨论尤其全面、翔实和丰富。本书的另一个引人注目的特点是，书中列举了生动、有趣、富有启发性的儿童和家庭故事来进行案例研究，既详细介绍了这些孩子及其家庭面临的挑战，又点出了治疗中的创造性、复原力和疗愈资源。

游戏治疗领域等待这本书的问世已经很久了。我很高兴它是由我深深尊重和珍视的一位朋友和同事写就的。因其天生的热情、同理心和慈悲心，克莱尔是一位强大的治疗师，有能力疗愈断裂的联结和破裂的依恋。如果不对这些断裂加以疗愈，会给后代造成严重的破坏。

戴维·A. 克伦肖（David A.Crenshaw）

博士

美国专业心理学委员会认证临床心理学家

注册游戏治疗督导

致　谢

感谢我的团队在整个项目中鼓励我。我非常感谢我们的写作静修和支持。特别感谢戴维·A.克伦肖博士为本书撰写前言，感谢他提供了他在依恋和创伤方面的专业知识。感谢你们一直以来的支持和友谊。特别感谢杰茜卡·斯通（Jessica Stone）博士花费了大量时间来为我加油、编辑和校对。非常感谢你！我还要感谢书中提到的许多大大小小的孩子们。谢谢你们与我分享你们的"旅程"。有幸见证这段疗愈旅程真的是我的荣幸。

插画作品：丽贝卡·罗姆尼·金（Rebecca Romney King）

案例中人物的所有身份细节，包括姓名都已更改。本书无意替代受训专业人士的建议。

目　录

导　言

在一生中，我们都在寻求和渴望一个机会——被他人真正看见，然后因这份看见而庆祝、得到安慰和接纳。这份在关系中的尊重对每个人的自体感（sense of Self）至关重要，一个人内在的尊严感植根于与他人之间的相互尊重和自爱。在我作为临床工作者和游戏治疗师的许多年中，我一次又一次地观察到，走进我办公室的太多来访者都缺少这种和谐与平衡的体验——这份美妙的彼此喜悦的"舞蹈"。

发展"以依恋为中心的游戏治疗"是为了帮助许多父母和孩子，因为他们希望建立更加紧密的联结，但缺乏建立这种联结的知识和内在资源。我的许多儿童来访者的父母经常会说"我就是不知道该怎样接近我的孩子""我下定决心不像父母曾经对待我那样去对待我的孩子"，或者"我只是不知道我还能做些什么"。这些父母不仅渴望且需要教养策略和行为矫正计划，同时也希望他们的故事能够得到倾听和认可，就像他们的孩子一样。通过为父母创造一个安全基地，亲子关系就会开始发生变化。多年来，我意识到，在孩子的治疗过程中，把父母排除在孩子的治疗之外，就像试图用一半的拼图碎片来完成整个拼图一样。

在写这本书的过程中，人们与我分享了许多关于他们自己的依恋创伤和丧失的故事，这些故事令人震惊。许多时候，某个陌生人过来问我在写些什么，当我开始描述依恋和创伤时，他们便滔滔不绝地讲起了自己的故事。这些故事来自给我倒饮料的咖啡师、替我开门的行李员、杂货商店的店员和装袋工、在人行道上散步的夫妇，以及我孩子的朋友们和他们的父母。很多人带着自己童年时代所受创伤留下的隐形伤口生活，尤其是，这些伤口也会被带到他们的亲子关系中。

我们每个人都渴望透过自己讲述的故事被人看见——不是被指责、贬低或忽视，而是真正被看见。看到在恐惧或胜利时刻的我们，看到此刻相向而立的我们，等待着展露出脆弱和信任的机会。我希望在这本书中，你不仅能找到有用的游戏治疗干预方法和资源，还能找到一个新的框架，通过在游戏治疗中整合依恋理论来理解和评估家庭关系。因为如果我们真的要创造持久的改变，我们的工作就需要集中在疗愈最重要的关系上，即父母和孩子的关系。

第一章

定义依恋治疗

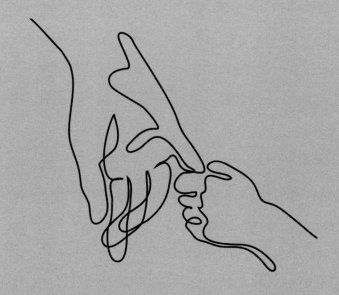

引言

依恋（attachment）是人类社会和情感发展的核心理念，也是临床心理学界经常使用的一个短语，被描述为"人类之间持久的心理联结（psychological connectedness）"。这种持久的心理联结解释了为什么距离上一次见到某个人已经过了很长时间，或者与他的空间距离甚远，但是我们仍然能感觉到与他的联结。心理联结的概念也说明了这种感觉是如何发生的。想想以前的亲人，他们可能已经去世很久了，如果你曾经与他们特别亲近，你仍能感受到心中温柔的牵引，记得站在他们身边、听到他们笑声的那些时刻。这就是拥有持久的心理联结的意义。

在本书中，你将学习依恋模式是如何建立的，为什么依恋在人的关系中是如此必要，以及你如何在与他人的关系中发展出健康的相互依赖性（interdependence）。你还将得到一个有用的游戏治疗干预"工具箱"，并且了解为什么以及如何对来访者使用每种干预方法。需要特别说明的是，在本书中，"父母"一词将被用来描述在养育子女的过程中扮演着父母角色的人——亲生父母、收养父母、寄养父母、继父母、亲戚或祖父母等。"依恋对象"一词指的是提供支持、保护和照顾的人（通常是父母）。

依恋理论的起源

从 20 世纪 60 年代算起，依恋理论已经存在了几十年。许多人称英国精神病学家约翰·鲍尔比（John Bowlby）为依恋理论之父，他是最早认识和研究亲子关系的重要性的学者之一。大约在同一时期，美国心理学家玛丽·安斯沃思（Mary Ainsworth）开始研究婴儿和母亲，特别是母婴之间的互动（或缺乏互动）如何影响孩子的发展与情绪调节。从理论发展的早期开始，我们已经从单纯的依恋重要性理论发展到了理解个体内在对依恋生物性的需要。我们也知道，依恋不仅仅是童年期的发展里程碑和需要，而且早期依恋将为个体一生的关系中牢固的依恋奠定基础。

鲍尔比将依恋理论描述为，"尝试解释依恋行为及其片段性的出现和消失，以及儿童和其他个体对特定他人的持久依恋"（Bowlby，1988，p.29）。依恋行为是指在他人那里寻求安全感，以及 / 或者与"能够更好地应对世界"的人保持接近（Bowlby，1988）。无论是儿童还是成人，在面对恐惧、威胁、失落或被遗弃时都会做出这些行为。当一个人正在经历疲劳、恐惧、孤独、疾病或因照顾他人而不堪重负时，这种情绪最容易被察觉到。人们寻求的依恋对象可能是父母、老师、照顾者、朋友，甚至在没有被认为在情感和身体上安全可靠的成年人的情况下，也可以是被认为能力更强的同龄人。根据孩子互动模式的性质，这些依恋行为有可能是高度适应性的，也有可能是非适应性的，从在健康、安全的关系中寻求安慰和抚摸，到在关系不安全时戏剧性地表现出某些行为和情绪爆发。孩子可能表现出的各种依恋行为都是为了寻求与能够保护和照顾他们的人的联结和亲近。

依恋连续谱

传统上，心理卫生领域的临床工作者所接受的训练是，将依恋视为四种泾渭分明的关系模式：安全型、不安全型、回避型和混乱型。然而在现实中，依恋和人一样，往往是复杂的，不太容易归类。与理论家原来的设想相反的是，依恋是沿着一个连续谱"流动"的，而且对每一段关系来说都是独一无二的。这就是为什么我们会在与来访者家庭一起工作时，发现父母与他们的一个孩子之间形成的是安全型依恋，但与另一个孩子之间却是矛盾型依恋，这种情况并不少见。父母之间可能存在着回避型依恋，即他们回避着不舒服的感觉和情况，在情感上彼此疏远，而不是靠近彼此。

作为临床工作者，我们必须意识到每一种关系的独特性及它们各自的依恋模式，以及家庭系统所体现的依恋模式。这些依恋模式沿着连续谱的曲线起伏，这取决于儿童和家庭的发展阶段、创伤对系统的影响，以及家庭中每个成员的性质和个人特征（图1.1）。

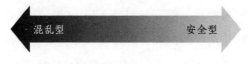

图 1.1 依恋连续谱

需要注意的是，没有人是 100% 安全依恋的，也没有人在连续谱的另一端，100% 混乱或无依恋的。我们都位于连续谱中间的某个地方，或者说，我们大部分的关系都在连续谱的某个范围内

波动。例如，一个拥有相对安全的依恋的人可能会经受住生活的
风暴和创伤的影响，能够维护好自己相对安全的基地。他们的依
恋模式有可能晃动，在他们从创伤中恢复过来的过程中，依恋模
式或许会向不那么安全的区域摆动，但是他们更有可能保留一些
安全的依恋水平，与没有这个安全基础的人相比，他们经历创伤
之后，修复并回弹的过程会容易得多。

通常位于更严重的回避或混乱一侧的个体更有可能继续停留
在这一范围内，甚至可能变得更混乱，尤其是在经历了悲伤、丧
失和创伤之后。然而，他们仍然会表现出依恋需要和依恋寻求
行为——他们可能会比情绪需要一直得到满足的孩子更容易适应
不良。

隐士乔

思考一下以下这个成年人表现出寻求依恋行为的例子。很久
以前，一些人在某个城镇定居下来，建立了家园。社区里的每个
人都一起工作来养家糊口，除了一个名叫乔的隐士。乔住在远离
城镇的小木屋里独自生活。每周二下午1:00，乔都会去镇里。当
镇上的人看到他走近时，都会避开他，并且迅速把孩子从这样一
个蓬头垢面的怪人身边拖开。乔每次都会去杂货店买一瓶威士忌，
当他向店主付钱时，他会一边咕哝着，一边瞪着店主，然后一言
不发地离开。然而，乔每周都会在周二下午1:00来到店里，一遍
又一遍地重复这个仪式。店主不知道（乔自己很可能也不明白）
的是，乔是在试图通过他们的互动来满足他的依恋需要。乔既不

礼貌也不友好，当然他也没有很强的人际交往能力，但即便如此，他还是想与人建立联系。

有时候我会想，在我们生活的世界里，有多少像乔这样的隐士没有被人注意到，没有被人认出来。有些人可能没有很强的沟通能力，但仍然渴望与他人建立联系（就像我们大家一样），试着满足自己的依恋需要。在你的生活中，你能想到符合这种描述的人吗？

依恋中的关键概念

依恋理论的四个关键概念来自苏珊·约翰逊（Susan Johnson，2004）博士的工作，她开创了情绪聚焦疗法（Emotionally Focused Therapy™，简称为 EFT）。在情绪聚焦疗法中，识别伴侣之间以及家庭内部的依恋模式对疗愈过程至关重要。约翰逊博士将这些依恋行为称为浪漫伴侣之间以及亲子关系之间的"舞蹈"。有趣的是，这些依恋行为在不同年龄和不同关系中看起来很相似。例如，年幼的孩子可能很早就知道，如果想要从情绪不稳定的家长那里得到关注，唯一的方法就是见诸行动或发脾气。父母给予孩子全部的注意力，即使只是暂时的，而且不管这种注意力是否是负面的，孩子的依恋需要就能得到满足（更多相关内容见第三章）。这个孩子可能会将这些寻求关注的行为带入成年期，在成人的关系中使用这些行为，他／她可能会在感到受威胁或害怕被抛弃时表现出来。这个成年人可能会像年幼的孩子一样发脾气，直到他／她获得依恋。

这几个关键概念像积木一样协同运作，在我们的关系中构建出健康的依恋。我很喜欢的用来教授这些关键概念的一种方式，是将它们视为搭建房子的框架。

安全基地

第一个关键概念是安全基地（secure base）。让我们把它想象成房子的地基。地基对于房屋抵御风雨是至关重要的，更不用说抵挡来自地面的压力了。它与我们的关系的相似之处在于，孩子在探索周遭世界时，把依恋对象当作自己的安全基地，安全基地的存在传递着这样一个信息："世界很安全，我就在这里陪伴你、帮助你、保护你。"这是父母和孩子之间的一段美丽舞蹈；孩子获得允许，出去探索外面的世界，知道每当自己需要回来寻求安慰和接纳时，自己的依恋对象就会出现在那里。当安全基地不存在时，孩子接收到的信息就是相反的："这个世界不安全，如果没有我在，你也会不安全。"如果父母认为这个世界是可怕、危险的，并且认为保护孩子的唯一方法就是不允许他们自己去探索，那么孩子也会有同样的想法。这有可能会给孩子的内心带来严重的不安全感，让他们感到情感瘫痪（emotionally paralyzed），害怕走出去探索这个世界。孩子认为这个世界很可怕，不相信其他人能保护他／她的安全。

避风港

第二个关键概念是避风港（safe haven）。我喜欢把避风港想象成房子的地板，给予我们坚实的支撑。依恋对象可以在孩子面对焦虑或威胁时给予安慰和安抚，为孩子创造一个安全的避风港。著名儿童心理学家丹尼尔·西格尔（Daniel Siegel，2011）也将避风港称为"安全港湾"，这是一个美好的比喻。港湾是一个庇护，保护着进入港口的船只，使其免受海浪和汹涌的海水的侵袭。港湾还提供了一个安全的地方，可以让船只在再次启航前加满油、得到修整。这不正是我们所有人都想要拥有的家吗？让我们的孩子远离生活的风暴？当身边有一个安全的避风港，孩子就可以寻求安慰和安抚，这样的关系成了孩子的庇护所。

如果没有避风港会发生什么？如果这样的港湾不存在或不可用，孩子很快就会明白他们的依恋对象可能无法持续满足他们的需要（如果有可能）。

孩子生活在焦虑状态中，因为当他／她面对威胁需要安慰或安抚时无处可去。没有安全庇护所的孩子学到的是不能信任他人，因为他们的世界已经被证明是不可预测、不一致的。

保持亲近

依恋的第三个关键概念是保持亲近（proximity maintenance）。如果继续沿用之前的比喻，那么保持亲近就是我们正在建造的房子的墙壁。之前的两个关键概念已经为我们建立了牢固的基础，现在我们需要在家中创造庇护所。保持亲近是指在身体层面靠近依恋对象的愿望，依恋对象可以提供安全感，缓解孩子的焦虑或痛苦。在如今的这个世界，有几个因素可能会干扰或延迟亲近，例如父母因所在部队的军事部署而离开、持续出差、离婚或其他类型的分居。家庭通过使用一些互联网科技产品，可以创造出在虚拟世界的亲近，即使家人不能在一起，网络让人们得以实时看到彼此。当我们能够教育来访者家庭，尤其是父母，让他们理解一家人在一起的时间是多么重要时，人们会惊讶地发现，即使物理距离让他们分开，但是他们仍然能够做很多事来维护好安全基地和联结。

当亲子关系中长期缺乏亲近，孩子早早就会知道，他们的主要依恋对象或照顾者不会以富有同理心、安抚或关怀的方式来回应他们。相反，他们经常遭遇冷漠、回避，甚至暴力。在罗伯特·卡伦（Robert Karen）的《依恋》（*Becoming Attached*，1994）一书中，他描述了一次在公园里的相遇，他带着自己年幼的孩子们在公园里玩耍，一边玩一边观察，就像治疗师通常会做的那样。他注意到有一个小男孩从滑梯上摔了下来，男孩摔得很重，膝盖流血、裤子也撕裂了。男孩没有大声呼救以引起大人的注意，而是静静地躺在那里，一动不动；他没有去找妈妈，也没有呼唤她。当男孩的妈妈终于注意到孩子受伤了的时候，她并没有表现出爱和关心的迹象，而是流露出厌烦和轻视。这是一个让人感到难过的例子，这位依恋对象没能为需要她帮助的孩子提供足够的亲近。

分离痛苦

最后一个关键概念是分离痛苦（separation distress）。在我们所使用的房子比喻中，这个概念就是房子的屋顶。在每一段关系中，当你与依恋对象分离时，体验到某种程度的痛苦是正常的，也是健康的。这意味着你们实际上是依恋着彼此的，是彼此联结的，而分开会带来焦虑、恐惧和担忧的感觉。在这个关键概念中，我们不仅要评估孩子表现出的痛苦程度，还要考虑到孩子的实际年龄和情绪年龄。

让我们从父母的角度来勾勒一下分离焦虑的经验，请思考以下这种情况：想象一下，你有史以来第一次离开孩子去过一个期待已久的假期。你已经安排好了一位值得信赖的保姆来照看孩子；你安排好了日托班，孩子每餐吃些什么也做好了计划，你为自己预订了航班。就在你离开的那一天，当你准备走出家门时，你看着自己心爱的宝贝，心里感到五味杂陈，既有兴奋、放松，也有很多恐惧。在你开车去机场的路上，你可能会泪流满面。在飞机上，你不时查看保姆摄像头，飞机一着陆，你可能马上就感到一股想要打电话回家的冲动。你的伴侣想要让你冷静下来，他鼓励你做深呼吸，邀请你环顾一下四周美丽的风景，并相信你的孩子会得到很好的照顾。在这个场景里，父母表现出来的是程度适切的分离痛苦。是的，父母和孩子都会体验到分离的痛苦。

当观察到没有明显分离痛苦行为的孩子时，可能表示这个孩子缺少依恋，或者在分离发生的时候，亲子关系受到了严重的伤害。另一方面，极度痛苦可能说明存在高度紧张或不安全的关系模式。想象一下，一个年龄较大的学龄儿童由于与照顾者短暂分离（照顾者短暂地出门办事、上班等）而感到非常痛苦，痛苦到生病或者情绪极度失调的程度——孩子感到无法呼吸、拳打脚踢、大发脾气，并在父母回来时表现出暴怒。对于这个年龄段的孩子来说，这种痛苦的程度就超出了正常范围，因为这些行为往往更多出现在年龄小得多的孩子身上。事实上，这些迹象说明这个孩子的依恋史可能存在问题，或者经历过依恋中断。

依恋模式

关系中存在着四种主要的依恋模式：安全型、不安全型、回避型与紊乱和／或混乱型（正如我们已经讨论过的，这些依恋模式会发展成连续谱上不同水平的安全程度，即便如此，理解每种模式的一般特征仍然有益）。

安全型依恋

安全型依恋（secure attachment）的特点是，父母提供具有一致性、可预测的照顾和养育。很幸运的是，大多数家庭都属于这一类（Byng-Hall，2008）。在亲子关系中，孩子（和父母）在分离时可以表现出适当程度的痛苦，能够耐受与依恋对象的分离，所以孩子在重新见到父母时也很容易感受到父母的抚慰。儿童的安全型依恋使他们能够发展出一些核心的人际关系能力，包括主动寻求并接受照顾者的亲近和安抚、调节心理生理唤醒、体验并信任照顾者是安全基地的能力（Shapiro，2011）。安全型依恋的父母和照顾者能够为他们的孩子提供稳定可靠的情感陪伴，这样的陪伴会引发亲子之间的同频以及情绪调节的发生。

丹尼尔·西格尔写到，安全型依恋有四个元素：被看见、感到安全、得到抚慰和环境安全（2012）。这四个元素对于建立安全型依恋至关重要；没有它们，安全型依恋就不可能存在。这几个元素需要按顺序排列；每一个元素都是下一个元素的先决条件。接下来，让我们探讨一下与安全型依恋相关的这四个元素。

"被看见"的感觉是一个人感到自己被人爱着、感到自己很可爱的关键。在依恋理论中，"被看见"不仅仅是指某人在视觉上看见一个孩子，而是指孩子能感受到自己被依恋对象注意着、关心着、重视着。当我们感到真正被看见时，那是一种最娇嫩的存在状态——有人看到了我们最本真的样子，看到了我们在如何使用防御机制，我们被爱着，以我们最本然的样子被爱着。

在电影《阿凡达》（*Avatar*）中有一个很好的例子（对于那些不熟悉这部电影的人，我强烈建议你花几小时看一看，来帮助你理解这部分内容）。一言以蔽之，这部电影讲述了因为错误的理由，主角被要求做一件错误的事，然后坠入爱河，最终决定去做正确的事。电影最后有一个战斗场景，年轻的英雄受了伤，他的呼吸面罩破了（无法呼吸外星球的空气）。他的外星情人从未见过他的人类形象，更不用说看到他处于如此破碎、脆弱的状态。然而，她立刻认出了他，并跑去救他，她喊道："杰克！杰克！我看见你了！我看见你了！"这是一个多么美好的有关人的关系与爱情的隐喻啊。在我们最亲密的关系中真正地被看见就是这样的——被一个人认可、被一个人理解，甚至是在我们最破碎、最无助的状态下，被这个人爱着，爱就足以带来帮助。

为了在我们的依恋对象那里感到安全，我们需要有这种被看见的感觉。安全感是一种全身的体验，是一种可感知的、情感上的、身体上的感觉。创造安全感是一个关键的依恋需要。当照料者能够稳定地为孩子提供滋养；始终如一地满足孩子的基本需要；尊重并重视孩子的身体、性和情感自我，那么孩子凭直觉就能知道这个人是安全的。

如果你和一个人在一起的时候感觉不安全，那么这个人是无法为你带来安抚的。在亲子关系中，创造安抚和共同调节是关键的依恋需要。帮助父母在养育子女和与子女互动中学习这些必要的技能对于修复依恋（或者在某些情况下，第一次建立安全依恋）至关重要。

当孩子感到自己被看见了，他就会在这段关系中感到安全，当孩子痛苦时能够体验到被安抚，他就会感到安全和联结。当生活中出现了困难，或者家庭经历着考验和创伤时，亲子关系能够为关系中的双方提供所需的"救生索"，来一起经受生活中的坎坷，应对挑战。

不安全型依恋

不安全型依恋（insecure attachment）是从不一致的照顾和养育中发展出来的，这样的养育方式让孩子无法确定父母是否能满足他/她的情感和身体需要，以及什么时候会满足。这种依恋模式的特点是，孩子在分离时会体验到高度的痛苦，因为他害怕父母可能不会再回来了——既可能是父母人不回来，也可能是他们的心不再回来。在重新见到父母时，孩子可能表现得很黏人或者很生气，而且往往很难安抚。不安全的依恋模式无法支持孩子的安全感或情感调节的发展性目标，为孩子提供的探索和自主机会也很有限（Shapiro，2011）。

当关系中存在不安全的依恋模式时，不断在寻求认可和接纳的孩子可能会做一些破坏性行为来寻求负面关注，这样的孩子往往缺乏一致、连贯的自体感。许多孩子发现，为了获得关注，他们必须采用喧嚣吵闹、大张旗鼓的行为，因为隐蔽的寻求关注或依恋寻求行为会被忽视或拒绝。许多经历纠缠（enmeshment）的家庭都存在不安全型依恋，因为他们感到这个世界是危险的，这样的家庭几乎不允许家庭成员自主地进行探索。此外，试图分化（differentiate）的儿童和青少年往往会遭遇严重的情感后果，因为在这样的家庭中，斩断关系的威胁是家庭故事中一个永恒（如果未说出口）的主题。

回避型依恋

回避型依恋（avoidant attachment）是由于不安全型依恋产生的，其特征是回避、退缩、自我封闭的行为。孩子已经学会了预期照料者不一致的照顾，这让孩子无法确认自己的情感需要（有时候是身体需要）是否会得到满足。回避型依恋的人会尝试"关闭"依恋系统，抑制个体的情绪和依恋需要（Johnson，2004）。这可能是因为家庭成员过度关注工作或任务，家人之间的情绪、情感互动有限，家庭中缺乏表达情感或表达自我的许可。

在父母与子女的互动中，存在着一种"回避－靠近"循环往复的依恋寻求行为。父母的内心往往被自己的依恋创伤或生活中的各种事物所占满，几乎没有剩余的情感能量来与孩子进行互动。孩子可能偶尔会得到抚慰或养育，但他们往往更多是被留在不安全、害怕的境地中。他们可能会变得非常黏父母，好让自己不被抛弃，或在依恋父母和拒绝父母之间摇摆不定，以此作为自我保护的手段。这反而可能会导致父母拒绝孩子的行为，从而在他们的关系中造成负面、痛苦的循环。从外部观察者的角度来看，父母和孩子之间的关系似乎在行为层面高度纠缠，但他们对彼此的感情却相当矛盾（Byng-Hall，2008）。

紊乱和／或混乱型依恋

紊乱和／或混乱型依恋（disorganized and/or chaotic attachment）是通过创伤性的养育和关系产生的。孩子在很小的时候就通过亲身经历了解到，父母或照顾者不仅不可靠，而且令人恐惧，甚至非常暴力。父母缺乏提供有条理的照料的能力，并且可能存在对孩子严重的忽视或虐待。在极端情况下，父母可能无法保护婴儿和儿童免受危险，包括他们自己或其他人对孩子实施的身体虐待和性虐待，因为父母无法在自身的负面情绪状态中提供保护（Shapiro，2012）。于是孩子所采取的依恋策略就是，既渴求亲近又逃避亲近，导致他们处于混乱的情感状态（Johnson，2004）。

混乱型依恋的儿童通常会对他人采取高度控制的行为，以此作为一种保护措施，避免自己遭受进一步的创伤或伤害。他们也可能因为曾经经历过的忽视、遗弃的威胁和伤害而出现强迫性照顾（Byng-Hall，2008）。这些保护行为通常会带来强烈的无助感，从而造成孩子内心的严重失调。在许多情况下，成长于严重创伤性家庭环境中的孩子会认为自己不值得被爱，并且经常会在他们的外部人际关系中寻求对这一信念的验证。混乱型依恋的孩子会用"不可爱"的行为来"考验"他们的环境和照顾者，以此来确认他们的确是不可爱的，这种情况很常见。这可能包括自残的威胁或行为；威胁对他人使用暴力或直接使用暴力；在自己、他人或物品上涂抹粪便或尿湿裤子；以及许多其他令人不安的行为。如果孩子因此而遭到拒绝，这就"证明"了他们已经知道的——他们不值得拥有爱或联结，他们会在自己被拒绝之前就先拒绝关系。

◯ 反思与小结

这些早期生活中经历的亲子关系让儿童得以发展出有关自我和关系的内部工作模型。当得到正强化时，这种内部工作模型教会孩子，他／她是有价值的，如果孩子发展出了安全依恋，这个世界就是一个可预测、积极的地方（Green，Myrick & Crenshaw，2013）。如果孩子接触到的是与此相反的事实，对父母或照料者形成了不安全或混乱型依恋，孩子就会认为自己不值得被爱，同时内部工作模型会发生转变，认为这个世界和其他人是不安全、不可信、不可预测的。儿童内化的这些模型极大地影响着他们应对不同发展阶段的能力，影响他们以健康的方式适应、耐受成长过程中的变化的能力。

参考文献

Byng-Hall, J. (2008). The crucial roles of attachment in family work. *Journal of Family Therapy, 30*, 129–146.

Bowlby, J. (1988). *A secure base. Parent-child attachment and healthy human development*. London, England: Routledge.

Green, E.J., Myrick, A.C., & Crenshaw, D.A. (2013). Toward secure attachment in adolescent relational development: Advancements from sandplay and expressive play-based interventions. *International Journal of Play Therapy, 22* (2), 90–102.

Johnson, S.M. (2004). *The practice of emotionally focused couples therapy,* 2nd Ed. New York, NY: Brunner-Routledge.

Karen, R. (1994). *Becoming attached. First relationships and how they shape our capacity to love.* Oxford, England: Oxford University Press.

Siegel, D.J. & Bryson, T.P. (2011). *The whole-brain child.* New York, NY: Bantam Books Trade Paperbacks.

Shapiro, J. (2010). Attachment in the family context: Insights from development and clinical work. In Bennett, S. & Nelson, J.K. (Eds.), *Adult attachment in clinical social work.* Essential Clinical Social Work Series. Doi: 10.1007/978-1-4419-6241-6_9

第二章

定义以依恋为中心的游戏治疗

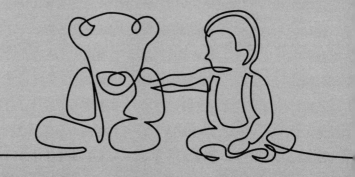

引言

　　以依恋为中心的游戏治疗（Attachment Centered Play Therapy，ACPT）是一种整合性、处方式的游戏治疗模式，它将最初及当代的依恋理论与游戏治疗的力量相结合，创造出了一种整体性、系统性的儿童与家庭疗法。这种方法使得临床工作者可以在家庭系统的框架内观察儿童，将家庭视为"来访者"，而不只是聚焦于儿童以及儿童表现出来的行为，因为只看到行为上的挑战容易导致临床上的转介。以依恋为中心的游戏治疗并不是一种手册化的治疗程序，不是按照分解步骤来说明治疗师该做什么和该说什么，而是为治疗师提供了一种在家庭系统内对儿童进行概念化、评估和治疗的新方法。

　　在传统的儿童心理治疗中，临床工作者通常单独对儿童进行个体治疗，主要关注儿童的治疗过程。虽然这是治疗的一个重要方面，但我们不能指望家庭中最脆弱、权力最小的人能够在家庭系统内创造持久的改变和疗愈——尤其是如果系统没有随着孩子的发展而发展！孩子的成长和康复是与父母同步发生的，这意味着孩子只能在父母允许的范围内成长。

　　邀请父母参与孩子的治疗过程是以依恋为中心的游戏治疗的一个关键方面。通过最大限度地发挥父母作为依恋对象的作用，并通过游戏治疗的过程教会父母游戏、养育、无条件积极关注的技能，教会他们儿童发展的关键原则，通过这样的方式我们就可以开始修复和加强依恋系统。如果我们能从治疗开始就邀请非侵害父母[1]进入游戏治疗室，那么我们不仅能让父母有机会在治疗过程中被看到、感到安全、得到抚慰，并体验到安全感，还能让亲子关系有机会在流动的过程中一起疗愈和进步。

你可能想知道，为什么父母在孩子的治疗中体验这些依恋需要很重要，尤其是那些你可能很难与之建立联结的父母，或者你觉得他们可能是导致孩子痛苦的部分原因。许多父母在进入治疗过程后会感受到许多羞愧感和内疚感——羞愧的是，不管他们怎么努力，他们都无法通过自己对孩子的养育来消除孩子对心理治疗的需要。对许多父母来说，这可能会形成一种内部工作模型——一定是因为我的育儿方式不够好，所以一定是我不够好。如果我不够好，那么我一定是不讨人喜欢的。如果我不可爱，我就不会被爱。这可能会在父母和孩子之间无意识地产生一种排斥感，父母可能会因为自己无法改变孩子的行为或心理症状，需要把孩子转介给儿童治疗师，而把这理解为孩子对自己的拒绝。然后，他们可能也会以拒绝的方式来对待自己的孩子——这就形成了一个拒绝的关系循环。如果不进行治疗，这些依恋损伤会随着时间的推移而恶化，并破坏父母和孩子之间的关系。在功能最好的家庭中也会发生这样的情况，就更不用说那些在提供安全基地和关系方面已经面临重大挑战的家庭了。

在游戏治疗的过程中，这些无形的创伤被赋予了发声的机会，同时会使用各种修复和疗愈的方法。父母不再只是坐那里被动地观察孩子做游戏；相反，治疗师鼓励并期望父母与孩子一起参与

---

[1] 英文为 non-offending parents，指未被指控对孩子犯罪的父母。——译者注

到游戏治疗的过程中去，这在发展上和情感上都是适宜的。游戏治疗师需要进行全面的依恋评估，不仅评估孩子的依恋需要，还要评估父母的经历、依恋风格和关系经验。这些信息对于理解家庭内部发生的关系动力至关重要。在开始着手进行亲子治疗工作之前，了解父母的依恋方式是非常重要的，这能让治疗师充分理解家庭，从而有效地与该家庭合作。

在我的临床实践中，我们使用由玛格丽特·汤普森（Margaret Thompson）创建的《家庭发展问卷》（*Family Development Questionnaire*；完整问卷见附录）作为初始访谈的一部分，用来了解父母各自的依恋史，并做书面记录。在孩子不在场的情况下，家长与治疗师单独会面，回顾和探索他们的个人依恋史。治疗师会与他们讨论伴侣之间成长经历的异同，以及这可能会如何影响他们的养育方式，然后制订治疗目标，以确定他们希望与孩子建立什么样的依恋关系。这些工作在孩子初次走进治疗室之前完成。最开始与父母的会面很重要，在这些会面中可以就他们对孩子的担忧进行坦诚的交流，并开始与他们建立融洽的关系和信任（表 2.1）。

表 2.1　家庭发展问卷

1. 请描述你的童年。

2. 你小时候是个什么样的宝宝？你的家人讲过一些什么有关你婴儿时期的故事？

_____

_____

_____

_____

_____

3. 你会用哪五个形容词来描述你妈妈？

_____

_____

_____

_____

4. 你会用哪五个形容词来描述你爸爸？

_____

_____

_____

_____

5. 你会用哪五个形容词来描述你的孩子 / 伴侣 / 自己？

_____

_____

_____

_____

（续表）

6. 在你小时候，哪些人主要负责照顾你？

_____

_____

_____

_____

_____

7. 请描述与这些重要人物的分离和团聚。

_____

_____

_____

_____

_____

8. 当你生病或受伤时会发生什么？

_____

_____

_____

_____

_____

9. 请描述你最喜欢的生日。

_____

_____

_____

_____

_____

10. 请描述你父母的关系。

_____

_____

_____

_____

_____

11. 请描述你目前的婚姻关系 / 朋友关系。

_____

_____

_____

_____

_____

12. 请描述你与孩子 / 妈妈 / 爸爸的关系。

_____

_____

_____

_____

_____

13. 请描述几个发展里程碑的具体回忆。

_____

_____

_____

_____

另一个很有用的依恋清单是"童年不良经历（Adverse Child-hood Experience，ACEs）测验"，它可以为临床工作者提供相当有用的信息，让他们了解成年照料者在童年时可能经历过哪些创伤。了解和评估父母生活中当前的创伤，或者曾经反复出现的创伤是很重要的，因为父母可能不知道他们在照顾孩子的过程中，哪些情况会触发他们的创伤反应，尤其是当他们的孩子长到了他们曾经经历重大创伤的年龄的时候。

在以依恋为中心的游戏治疗中，临床工作者采用依恋理论的视角来看待家庭，并评估个人与整个家庭系统之间的家庭依恋模式（见第一章）。重要的是将家庭视为来访者，而不是把主要关注点放在被指认为病人的儿童身上。通过将家庭系统视为一个整体，并根据系统的依恋需要制订治疗计划，这实际上简化了设定治疗目标的过程。我发现，用双手来解释这个模型，有助于临床工作者理解。游戏治疗师必须评估以下内容。

该家庭需要一起重新建立联结吗？ 比如当依恋系统有断裂或疏离的情况下？该家庭成员彼此的关系是否属于回避型依恋？如果是，那么开始亲子和／或家庭治疗就很重要，因为家庭成员需要能够在系统中感受到联结和安全，以便开始建立或者修复让家庭得以立稳的牢固基础。这并不意味着对家庭来说，疗愈过程一定会快速而简单，但家庭依恋模式为临床工作者提供了蓝图，可以指导他们制订治疗计划，帮助家庭实现联结和疗愈的目标。通过在游戏治疗室中体验到安全的时刻，父母和孩子可以慢慢开始建立信任，这将为疗愈的茁壮发展打下基础（图 2.1 和图 2.2）。

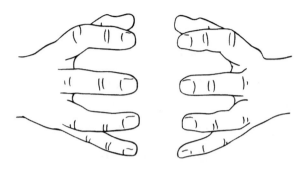

图 2.1 该家庭的联结断开或者脱节了吗？他们需要一起重新建立联结。

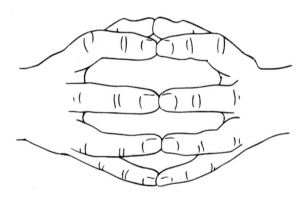

图 2.2 这是一个健康、安全的依恋关系的例子。每个家庭成员各自拥有
自主的空间，指尖的触摸象征着彼此之间有联结，代表安全的依恋。

该家庭需要分离和个体化吗？ 在有些家庭里，家庭成员之间
的关系纠缠且封闭，成员之间的界限僵化，在治疗过程中协助这
样的家庭创造出自主性就很重要。例如，游戏治疗师可能会将父
母转介出去进行婚姻咨询，或转介给另一位家庭治疗师以满足家
庭治疗的需要，同时游戏治疗师继续单独和孩子工作。或者，在
开始家庭工作之前，先与孩子单独进行个体工作，协助孩子建立

起自体感和自主性，强调健康的边界和个体性的重要性，这是比较适宜的做法。通过这种做法，各个家庭成员之间开始分化的过程，这是健康依恋的一个重要方面。

　　当家庭系统允许成员自由自主地表达想法和感受时，分化就会发生。没有分化的家庭对于某些想法、感受和情况会做出冲动性的反应。他们也可能采用被动和顺从的行为，或表现出挑衅的行为。尼克斯（Nichols，2014）写道，"当问及他们的想法时，他们会说出自己的感受；当问及他们的信念时，他们会复述自己听到的话。他们要么同意你说的任何话，要么对任何事情都要反驳几句"（p.71）。在治疗情境中，治疗师常常能在封闭、纠缠的家庭系统中观察到这样的情况（图 2.3）。

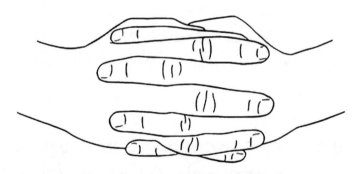

图 2.3　这是一个纠缠的家庭系统，用紧握的双手来表示。

　　根据治疗师对孩子及其家庭系统依恋需要的评估，制订治疗计划来解决依恋需要。这简化了治疗计划和目标设定的过程，让临床工作者可以灵活使用，真正满足来访者的需要，为他们提供一幅路线图，让他们去自己想去的地方，成为想成为的人。

案例研究

　　根据以下案例研究，识别并写下家庭系统中存在的依恋需要。

　　多米尼克是一个 9 岁男孩，他在夜晚会感到越来越焦虑，于是他被转介到游戏治疗服务中心。他最近做过几次严重的噩梦，拒绝独自睡在自己的床上，他相信到了晚上，噩梦里的怪物就会来抓他，把他从父母身边带走。多米尼克出生时就被领养了，大家都说抚养他长大的那对父母有爱又细心。在父母访谈中，他的母亲报告说，多米尼克只会把自己的恐惧和担忧告诉她，他们会在睡前花几小时聊天，一起依偎在床上，让妈妈哄他入睡。

　　她报告说，多米尼克时而表现得平静、放松，时而突然变得高度唤起、恐惧、尖叫、哭泣，他在这两种状态间来回摇摆。这样的状况有时会持续到午夜之后，这让她在第二天感到筋疲力尽。如果她离开床，他立即就会醒来，要求她不要走。当父亲让他上床睡觉时，多米尼克很容易就能入睡，然而，他拒绝和父亲谈论自己的担忧或恐惧。如果父亲问起这件事，多米尼克就会转移话题，开始谈论体育运动。他的父亲报告说，当这种情况发生时，他"不会硬逼他说"，他会和儿子谈论体育运动的话题直到他睡着。父亲是多米尼克参加的所有运动队的教练，他们经常一起打篮球和棒球。

　　最初，母亲提出想要用家庭治疗来解决儿子的行为症状和潜在的焦虑。她报告说，如果让儿子单独接受治疗，她会感到很焦虑，她不想让儿子在没有她在场的情况下待在游戏治疗室里。多米尼克的父亲有很多工作要做，他说他不能请假，也不能参加任何预约好的家庭治疗。他认为他的儿子需要通过个体治疗来学习一些健康的应对策略，来"克服"他的恐惧。

1. 两位家长的依恋风格分别是什么？

_____

_____

_____

_____

_____

2. 孩子的依恋需要是什么？他有哪些依恋寻求行为？

_____

_____

_____

_____

_____

3. 在依恋需要方面，孩子需要些什么？

_____

_____

_____

_____

_____

_____

4. 该家庭需要分离和个体化，还是一起建立更紧密的联结？

_____

_____

_____

_____

_____

以依恋为中心的游戏治疗的目标

第一个目标是评估家庭系统中存在哪些潜在的依恋需要和行为，是什么驱动孩子做出父母不希望看到的行为，从而导致他们前来就诊。如前所述，我们的依恋需要驱动着我们的依恋寻求行为。对于一些孩子来说，他们在父母那里有一个安全基地，与父母在一起时，他们在情感和身体上都感到安全。随着年龄的增长，这样的孩子可能能够用语言来表达他们的依恋需要。成年人可以教会孩子识别自己的依恋需要和内心的感受，并用语言表达出来，比如说："爸爸，我现在压力很大。我需要你给我一个拥抱。"与孩子在情感上同频的父母可以通过帮助孩子为这些情绪命名，从而教会孩子如何用语言来表达情绪，比如，"我能看到你现在感觉很挫败"，或者"我可以看到你现在感到很悲伤、不知所措。我能给你一个拥抱吗？"。正如西格尔（Siegel，2011）所教导的："为了驯服情绪，你必须先给它命名。"

在存在不安全型依恋或回避型依恋风格的家庭中，孩子如果提出要求，想要满足自己的情感需要，这是违背他所在的家庭中不言而喻的规则的。父母可能不知道孩子的情感需要没有得到满足，或者不愿意以一种非惩罚性的方式看待这些行为。

在多米尼克的家庭中，总体而言，他在家里是能体验到爱的，然而，他对父亲和母亲的依恋各不相同。这在大多数家庭的亲子关系中都很典型。他和母亲的关系非常亲密，充满爱意；然而，这样的关系也是融合而纠缠的。母亲很难将自己的情绪与孩子的情绪分开，也很难给孩子空间，让他以自己的方式体验各种情绪或痛苦。因为母亲无法忍受多米尼克在没有她陪伴的夜里独自醒来，所以他一直睡在父母的床上，直到他快 5 岁的时候。通过治疗，多米尼克的母亲学会了怎么教会儿子自我安慰，并且她自己也学习如何耐受，允许儿子自己处理痛苦，从而让他慢慢发展出健康、安全的依恋。只要脆弱和不舒服的情绪不出现，多米尼克和父亲在一起的体验就会是快乐、放松的。他的父亲很难谈论情绪和情感，因为在他自己的成长过程中，从来没有人和他谈起过这些话题。谈论任何负面的事情或情绪都会被认为很粗鲁、不体谅人，情绪被认为是"负面的"。

以依恋为中心的游戏治疗的第二个目标是确定家庭系统中的依恋创伤（attachment wounds）和 / 或依恋破裂（attachment rupture）。

在接下来的章节中，我们将详细讨论具体的依恋创伤和破裂，以及如何使用以依恋为中心的游戏治疗来诊断和治疗家庭系统中的这些关系创伤。当我们的依恋寻求行为不被认可、被拒绝或被我们的依恋对象忽视时，依恋创伤就会发生。在人与人的关系中总会不时发生这样的情况。在安全依恋中发生依恋创伤时，父母和孩子（或浪漫伴侣）会沿着依恋连续谱移动到偏向不安全的那一端，直到关系得到修复。当修复发生了，父母和孩子就会回到依恋连续谱上相对更安全的那一端，动态平衡再次恢复。

举一个发生在普通家庭日常生活中的依恋损伤的例子：妈妈工作了一整天，回家晚了，当她刚把车开进车道时想起自己忘了买晚餐。当她走进门时，上幼儿园的孩子向她跑来说："妈妈！妈妈！看看我画的画儿！看看我今天做了什么！"（依恋寻求行为是奔向母亲，向她展示自己的作品。）妈妈感到筋疲力尽，对孩子说："辛迪，给我一分钟进门吧！我现在没时间看这个。"（当依恋寻求行为被拒绝时，会出现依恋受损。）辛迪做出痛苦的反应（离母亲远一些，疏远他人）。妈妈为家人做了一顿速食晚餐——薄煎饼和炒鸡蛋。晚饭后，妈妈把辛迪抱到腿上说："辛迪，很抱歉我回家时没有看你的画儿。我知道这对你很重要，我也知道你为此付出了很大的努力。我现在能看一下吗？"（修复）。辛迪从沙发上站起来，把她的画拿给妈妈看（依恋寻求行为）。妈妈看着画儿，称赞辛迪的认真努力，并给了她一个长时间的拥抱（依恋寻求行为被母亲接纳，母亲的补救也得到了孩子的回应）。

不幸的是，许多临床情境中的家庭已经发生了多处依恋损伤，随着时间的推移，这些损伤会破坏维系家庭的纽带，直至关系破裂。家庭系统中持续发生的拒绝、背叛、失望、伤害、创伤和虐待的经历可能会阻碍健康依恋的发展；或者关系中曾经有过安全感，由于创伤性生活经历，安全感可能受到了严重的损伤，导致失去安全感。如果没有干预和改变，这些纽带最终可能会断裂，无法修复。当依恋纽带经历这种断裂的创伤时，就被认为是依恋破裂（Bowlby，1979）。当一段关系突然结束时，比如创伤、虐待、忽视、离婚、长期分居和死亡，也会发生依恋破裂。

以依恋为中心的游戏治疗的第三个目标是强化、修复和恢复（有时候是第一次创造出）亲子关系中的安全基础。

通过观察并鼓励家长成为治疗团队中的积极成员，以及游戏治疗室中不可或缺的合作伙伴，可以帮助他们重新认识自己的角色，以及为什么他们在治疗过程中的参与和在场很重要。我们把父母带进游戏治疗室，让他们参与游戏治疗的过程，这有助于通过恢复或创造安全基地，最大限度地增强父母和孩子的依恋。记住，当孩子在生活中经历创伤时，他对世界的信念会从"我的世界是安全的，我可以在我的世界里安全地探索和玩耍。我的父母会在这里保护我，保障我的安全"，变为"世界是不安全的，我的父母没有能力保护我，或他们选择了不保护我"。在第七章中，我们会深入探讨创伤的影响及其变化，以及对依恋纽带的挑战。

对于孩子来说，在他们的世界和与他人的关系中感到安全是至关重要的，只有这样整合的疗愈过程才会发生。为了让孩子感到安全，他们需要被他们的依恋对象看到。这是父母要参与进来的另一个重要原因，这样他们就可以尊重并抱持孩子的积极和消极情绪，帮助孩子感到受重视和尊重。这对一些父母来说可能是自然而然的，而另一些父母可能需要额外的教练或育儿会谈，来帮助他们培养对孩子尊严的信念，看到孩子内在的价值感和自体感。

实践干预方法

在以依恋为中心的游戏治疗的初始阶段，临床工作者用游戏治疗中的一些干预方法来评估家庭关系动力、家庭角色以及家庭成员之间的互动方式，这一点非常重要。许多被转介到临床服务机构的家庭可能会对参与游戏治疗持谨慎态度，最好的做法就是使用有趣、好玩、无威胁的干预方法。治疗师可以提前与父母接触，向他们介绍一下游戏治疗，向他们解释为什么他们的存在对于孩子的治疗如此重要，为什么孩子需要他们在场，他们的在场会产生很强大的影响力。可以使用吉尔（Gil）的家庭图（Family Genogram，2015），家庭图是一种强大而实用的干预方法，可以帮助父母感到更舒适。家庭图长期以来一直被用于心理治疗，用于全面评估家庭的功能和关系（Gil，2015；Nichols，2014）。该活动的目的是帮助家庭意识到父母或孩子可能有的痛苦、担忧和担心，并评估家庭模式、结构和功能。父母选择不同的小摆件，将其放入沙盘中，来代表家庭中的每个成员以及他们对每个家庭成员的感受和关注。这是一种很有用的干预方法，可以用来评估依恋的强弱，也可以用来讨论父母如何看待他们与孩子及伴侣的关系，让父母有机会体验一下游戏治疗的力量及隐喻的使用。

"缠在一起"干预法

对大多数临床工作者来说，向家庭介绍依恋理论中的各种概念可能会让人望而生畏。在该干预方法中，治疗师教会家庭成员什么是健康、安全的依恋，并且让家庭成员用身体作为道具来学习几种适应不良的依恋形式。这可能是一次有趣、有吸引力的活动，有助于创造难忘的教学时刻，同时也为治疗师提供了一个评估的机会，评估家庭如何合作、如何承受痛苦，并与家庭一起制订以依恋为导向的治疗目标。该干预方法在 3 人或 3 人以上参与时效果最好。

指导语

1. 邀请一家人面对面站成一个圆圈，向前伸直双臂。如果他们愿意，请他们闭上眼睛或戴上眼罩。（注意：如果存在任何创伤、性虐待或身体虐待史，就不要请参与者闭上眼睛，因为这可能会导致创伤被触发、发生闪回或创伤再体验。）

2. 闭上眼睛，让家庭成员伸出手来，每只手都抓住其他人的一只手。如果家庭成员觉得睁开眼睛更舒服，你可以请他们把双手向前伸，叠放在一起，然后抓住他们摸到的第一只手。

3. 在完全不知道自己握着谁的手的情况下，讨论握着对方的手的感觉。治疗师可能会问以下问题：

- 离另一个人这么近感觉怎么样？
- 你怎么知道你握着的是谁的手？
- 和大家这样缠在一起，你感受到一些什么情绪？

4. 请家庭成员不要松开彼此的手，把缠结打开，形成一个更大、相连的圆圈。

5. 当家庭成员解开了缠结，讨论他们之间现在有了空间之后是什么感觉，能清楚地看到自己握着的是谁的手是什么感觉。治疗师可能会问以下问题：

- 解开后感觉怎么样？

- 这个活动最难／最容易的部分是什么？

- 现在你们之间有更多空间了，你们也可以看到各自都在哪个位置、怎样连接着，这是什么样的感觉？

6. 然后治疗师可以解释家庭中不同的依恋方式，使用简短、清晰、易懂的语言。你也许可以这样说：

有时候在家庭中，很难知道一个人的空间在哪里结束，另一个人的空间从哪里开始！你很难找到自己的声音，也很难获得允许去探索周围的世界而不必感到害怕或焦虑。我们可能会被愤怒、秘密、伤害和失望纠缠着。在治疗中，我们将致力于解开纠缠、理清关系，培养一种强大、健康的依恋关系。

7. 指导家庭成员回想一下他们感到"纠缠"的事情，以及他们希望在治疗中一起解决哪些问题。在这个时候和家庭成员一起建立以依恋为导向的治疗目标会很有帮助。治疗师可以用"纠缠"这个隐喻来比喻家庭游戏治疗过程中出现的冲突。

家庭自尊游戏

这个游戏治疗干预方法是根据黎安娜·罗文斯坦（Liana Lowenstein，2006）设计的"弹跳气球家庭自尊干预法"改编的。在这个高能量的干预方法中，家庭成员学会将彼此视为个体，并认可彼此的体验和信念。该方法在治疗的各个阶段都是有帮助的，它是一种极好的干预方法，既可以在治疗的早期阶段用来建立融洽的关系、做评估，也有助于在治疗的后期建立更深层的关系和联结感。临床工作者在游戏治疗中引入这项活动之前，先要询问各成员的乳胶过敏情况，这很重要。

所需材料

记号笔、6 只乳胶气球

指导语

1. 邀请来访者吹 6 只气球。指导他们在气球上写下以下问题，注意要向来访者解释每只气球上需要写一个问题：

- 你能做什么让你感到自豪的事？
- 讲述一件你曾经做到的困难的事。
- 讲述一次你为自己感到自豪的经历。
- 讲述一次你对某人很好的经历。
- 讲述一次你帮助自己感觉好起来的经历。
- 对房间里的某个人说一些善意的话。

2. 让来访者面对面站成一个圆圈。请他们选出两只气球，开始用气球玩"烫手山芋"的游戏，游戏目标是尽可能长时间地让气球在空中弹来弹去。

3. 当其中一只气球掉到地板上时，请来访者停下弹跳气球游戏。每个人都停下来，读一读掉在地上的气球上的那个问题。然后，每个家庭成员轮流回答气球上的问题。

4. 每个人都回答过这个问题后，扔掉那只气球另选一只。继续玩两只气球在空中弹跳的游戏，每次气球落地时念一念气球上的问题并回答。

⊃ 反思与小结

　　建设安全基地是需要时间的，因为建立信任需要时间，特别是在信任被破坏，或者以某种方式被背叛的情况下。信任也是需要时间来建立的，因为它在任何关系中都不是既定的。以依恋为中心的游戏治疗是一种适用于亲子治疗的有益方式，以加强依恋纽带、建立安全基地、修复关系中的创伤。在本书中，我们将探索家庭依恋模式如何受到创伤、分离、虐待、死亡和哀伤的影响。书中每一章都包含了有益的依恋导向游戏治疗干预方法，以便读者能够立即开始将这些知识应用到临床实践中。

参考文献

Bowlby, J. (1979). *The making and breaking of affectional bonds.* London, England: Tavistock Publications Limited.

Gil, E. (2015). *Play in family therapy.* New York, NY: The Guildford Press.

Lowenstein, L. (2006). *Creative interventions for children of divorce.* Toronto, ON: Champion Press.

Mellenthin, C. (2015, October 2). *Family genogram* [video file].

Nichols, M.P. (2014). *The essential of family therapy.* 6th Ed. Upper Saddle River, NJ: Pearson.

Siegel, D.J., & Bryson, T.P. (2011). *The whole-brain child.* New York, Ny: Bantam Books Trade Paperbacks.

第三章

依恋连续谱上的
发展性依恋需要

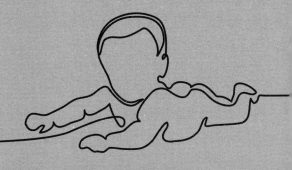

引言

许多临床工作者都从婴儿－父母关系的角度来考虑依恋。在研究生院里，学生要观看安斯沃思的"陌生情境"实验视频。大多数临床工作者都熟悉鲍尔比在英国对幼儿的研究，以及他有关幼儿与父母长期分离的影响的研究。鲍尔比引入了"依恋"一词来描述母婴关系。最近，许多研究人员和临床工作者正在研究依恋在整个生命周期中的呈现，以及安全依恋在我们的关系中有多重要，无论我们是在呼吸着第一口空气还是最后一口。

我们的依恋寻求行为在一生中保持相对一致，无论是在安全依恋的个体中看到的健康、积极的寻求行为，还是倾向于更适应不良、更消极的寻求行为。在本章的每一个案例研究中，将对各种不同的依恋寻求行为进行描述和讨论。

0—3 岁：婴儿期

在婴儿期，依恋行为包括抗议父母的离开、在父母回来时和他们打招呼、在害怕时抱住父母，以及在能够跟随父母时跟着他们（Karen，1994）。婴儿通过发出嘤嘤呀呀的声音、哭声、咿呀学语声、笑声来表达；而且，一旦婴儿有能力，他们就会向父母伸出手或者跟在父母身后爬行。这些依恋行为是进化驱动的，因为亲近父母对婴儿的生存至关重要。随着这种"保持亲近"在他们的关系中一次又一次地更新，婴儿和父母会在彼此身上感受到快乐、爱和安全感。这会在父母和孩子之间形成一种紧密、安全的纽带。

依恋需要得到持续满足的婴儿会成长为一个拥有自体感、自信、自尊的孩子，并且在应对小学及以后的挑战时能够运用健康的应对策略。在发展方面，安全型依恋的婴儿能表现出心理、社会、情感和智力上的胜任力。形成不安全型依恋的个体往往会在发展过程中遇到困难，尤其是社交与情绪能力和情感调节能力（White，2014）。

当父母不能提供始终如一的养育和照顾时，父母和孩子之间就会产生不安全型依恋。婴儿能迅速学会如何辨别父母的面部特征并做出反应；当一张笑脸出现时，婴儿会发出嘤嘤声，并在这一共享体验中以微笑、嘤嘤声和快乐来吸引父母的回应。然而，由于各种各样的原因，也许是母亲抑郁、精神疾病、毒品滥用、创伤和压力等，这名家长可能在另一些时间会以平淡、茫然的表情回应，即便他/她依旧能够照顾婴儿身体上的需要，但可能无法对婴儿的依恋寻求行为做出回应。因而，婴儿也可能会封闭自己、停止眼神交流，变得沉默，或者更为极端——不停地哭泣和尖叫，试图与父母进行互动。

对于经历了高强度的压力、虐待和创伤的婴儿，可能会完全停止所有依恋寻求行为，或产生高度适应不良的依恋寻求行为（Stubenbort，Cohen，& Trybalski，2007）。他们的父母可能会成为婴儿恐惧与不确定感的来源，而不是安慰的来源，因为父母让婴儿置身于一种非常混乱、失序的存在状态中。

案例研究

詹妮弗

詹妮弗很惊讶地发现自己怀孕了,因为她已经经历了多年的不孕不育。她与丈夫通过试管授精怀上了几个孩子,目前他们有4个7岁以下的孩子。她和丈夫雅各布都欣喜若狂,同时又很害怕再要一个孩子,因为上一次怀孕的时候,詹妮弗经历了很大的压力,婴儿早产,并且发生了严重的分娩并发症。在超声波检查时,詹妮弗被告知她怀了一对双胞胎女儿。再一次,她经历了一系列情绪,从惊讶到喜悦,从恐惧到矛盾。她最小的孩子才15个月大,最近因流感住院,正在为恢复健康的免疫系统而挣扎。

在23周时,詹妮弗开始自然分娩。她被紧急送往医院,通过医疗干预停止了宫缩,但她得到了一个令人心碎的消息,其中一个胎儿流产了。另一个幸存的胎儿看起来很健康,但为以防万一詹妮弗住院了。詹妮弗为这次意外的丧失感到哀伤,患上了严重的抑郁症。29周时,詹妮弗生下了早产的女儿。她被收治在新生儿重症监护室几个星期。詹妮弗和丈夫每天都和女儿一起在新生儿重症监护室待上几个小时,但詹妮弗却被另一个孩子的去世所带来的悲痛和哀伤所淹没。每生一个孩子,詹妮弗都会患上严重的产后抑郁症,随着最近一次分娩她又陷入了抑郁。产后的哀伤和丧失,以及面临着抚养5个年幼孩子的局面,詹妮弗感到完全不知所措。

德里克和保罗

德里克和保罗已经结婚好几年了，多年来他们当过许多寄养儿童的养父母。他们一直在讨论从寄养中心收养孩子的事，并决定从原来的"寄养家长"过渡到"收养家长"。一天晚上，德里克接到社工打来的电话，通知他们有一个健康的婴儿需要紧急寄养，并询问他们是否愿意接收这个孩子。德里克和保罗同意了，并赶到社工办公室去接孩子。保罗和德里克都觉得自己和这个小婴儿立刻就建立了联结，并照顾了他好几个月。最后，社工问德里克和保罗他们是否有意收养这个孩子，他们同意了。德里克和保罗有着强大的支持系统，他们的直系亲属都非常支持他们的关系和收养孩子的决定。

3—5 岁：学步期 / 学龄前期

在学龄前和学步期间，孩子应对复杂的社交世界（分享、寻求帮助、结交朋友、保持友谊、探索游戏和积累知识）的能力在一定程度上取决于家庭中的依恋模式。如果幼儿得到了始终如一的养育，并被允许通过玩耍、体验和独立观察来探索自己的世界，他们就能更好地建立和发展健康的亲社会技能、应对策略和情绪调节技能。

随着孩子的发展，依恋寻求行为会发生改变，但倾向于保持相似的模式。在一段健康、安全的关系中，当孩子感到恐惧或不安时，他们可以寻求安慰和安抚。正是通过这些互动和与父母的联结，孩子学会了自我调节、社交技巧、同理心和自尊等重要的技能。当孩子的依恋需要得到持续满足时，他们就会知道自己既可爱又被爱着。当孩子伸出双臂，想让大人将他紧紧抱在怀里的时候，孩子就可以开始用语言来表达："爸爸，我需要你。我一个人睡在床上感到害怕，我需要一个拥抱。"或者是用我最喜欢的宝宝语："抱抱！"当父母用安慰和抚慰的话语回应时，就创造出了一个同频、安全的共享时刻。孩子在成长过程中就知道自己被看到、被爱着、被重视着。

　　对于经历过不安全型依恋的学龄前儿童来说，他们可能会表现出难以控制自己的冲动、较低的挫折承受力和较高的焦虑水平。通常，他们会在交朋友和维持友谊方面遇到困难，或者在现有的友谊关系中表现出很高的情感需要或者要求很高。他们可能会对幼儿园老师表现出依恋行为，或者完全回避，因为这个新的成年人成了另一个依恋对象。那些依恋模式偏向回避型的孩子可能会表现出更多的防御或不理不睬的样子。他们可能表现出更为消极的情绪、喜怒无常、抑郁（Karen，2014）。研究表明，在与周围的成年人及同龄人的关系中，不安全型依恋的儿童比安全型依恋的同龄人更难亲近或接近。这样一来，当儿童开始将这些社交情境内化，并简单地将其理解为是因为自己不可爱时，他们建立健康关系的能力就会进一步受损。

案例研究

米拉贝尔是一个 4 岁的孩子，一直与父母关系密切。她一贯乐观开朗，很喜欢周围的世界，会花很多时间和朋友们一起玩、上幼儿园、和为数众多的大家庭成员待在一起。

米拉贝尔的父母与他们的大家庭关系密切，经常与父母、兄弟姐妹以及众多表亲一起度周末。有一天，当一家人把车停在祖父母家里参加庆祝节日的大型聚会时，马拉贝尔突然开始尖叫，歇斯底里地哭了起来，说："我不能去那儿！我不能在这儿！"她的父母警惕起来，因为这对他们的女儿来说是非常不寻常的行为。父母帮助她平静下来，询问了她的感受以及她在害怕什么。于是她告诉父母，她的姑父在过去两次聚会中"触摸"了她的阴道，她担心他会再次摸她，因为上一次，他触摸阴道时伤到了她。接着，她又开始抽泣起来，为违背了她对姑父做出的承诺而感到抱歉，她保证过不告诉父母他们在玩这个特别的游戏。

米拉贝尔的父母安慰她，向她确认她没有做错任何事，她和他们在一起会很安全，这种"游戏"不会再发生。他们立即回家，抱着她，唱她最喜欢的歌，按揉她的背，安慰她，帮助她平静下来，她在家里感到很安全。米拉贝尔恢复平静后，她的父母就报了警，报告了女儿告诉他们的情况。他们还联系了儿童保护组织，告知他们这件涉及儿童虐待的事。第二天，米拉贝尔接受了法医的问询，并在不久后开始了游戏治疗工作。米拉贝尔对她的游戏治疗师反应良好，能够很快建立融洽的关系。她经常要求母亲和她一起去游戏治疗室，她的治疗师也很乐意让母亲一起参与治疗过程。她的父亲也积极参与其中，并应米拉贝尔的要求一起参与家庭游戏治疗。治疗师让米拉贝尔在每次治疗中选择她想邀请一起加入的人，这让她有一种掌控感，并且最大限度地发挥了父母在为她创造安全感方面的作用。米拉贝尔修复了她在性虐待的经历中受伤的感受，又一次回到了与父母之间非常安全的依恋里，因为在性虐待发生之前，他们的亲子关系中已经存在着非常安全的依恋纽带了。

6—11 岁：潜伏期

童年中期——小学阶段为新的友谊、新的依恋关系提供了机会，也是在这个阶段，出现了新的社交挑战和不断变化的家庭动力。有的父母喜欢这个阶段，因为他们的孩子成长得更为独立，不再那么黏着父母了。这些父母可以认识到孩子与其他成年人，即孩子所在学校的老师建立外部依恋的重要性，并接受这种关系的发展。在家庭以外的环境中，教师与学龄儿童相处的时间比儿童生活中任何其他成年人都要多。另有一些具有更不安全的依恋风格的父母，可能会在面对孩子日益增长的自主性时感到困难。这样的父母或许会过度地卷入孩子的社会关系、课堂经验、同伴争吵和伤害中。如果孩子与老师分享积极、值得称赞的行为或时刻，这样的父母可能会试图削弱老师的权威，或对孩子表现出不理不睬的态度。在这种情况下，孩子很快就会学会将学校和家庭区分开，不会在系统内分享信息。

　　对于太多的幼儿来说，尤其是在美国，由于混乱的家庭环境、经济压力和无家可归，学校可能会成为孩子的避风港。根据美国国家贫困儿童中心（National Center for Children in Poverty，2018）的数据，21% 的美国儿童生活在收入低于联邦贫困线的家庭中。这意味着 1500 万儿童无法持续获得食物、住所、医疗保健，他们的父母可能压力重重、焦虑不安、不知所措。42% 的儿童生活在处于低收入门槛线的家庭中，这些家庭的基本需要也许能得到满足，但也是量入为出。学校可能是能够为他们提供食物、适合当时天气的干净衣服，让他们脸上可以带着微笑、让他们可以看到自己价值的地方。对许多孩子来说，学校环境是他们体验一致性、结构性和滋养的地方。然而，生活在贫困之中可能对他们的社交、情感、生理和认知发展极为不利。这可能会影响他们与同龄人以及学校里的成年人建立和维持友谊的能力，让孩子处于矛盾不安全，有时甚至是混乱型的依恋之中。

案例研究

　　保罗是一个 9 岁男孩，他的父母最近分居了。他主要和父亲生活在一起，每隔两周他可以去看望妈妈一次，此外，每个周末他也能见到妈妈。对保罗来说，他的家庭生活从原来的可预测、具有一致性，变成了现在的混乱颠倒。他想念母亲，怨恨父亲，认为是父亲强迫妈妈抛下了自己、抛弃了家庭。保罗在家里和学校都变得易怒、咄咄逼人。保罗的父亲不知道要如何处理这些行为，他和妻子之间关系紧张，他觉得如果自己去寻求妻子的帮助，就会显得软弱无能。他也害怕妻子改变主意，想要孩子的完全监护权。

保罗的老师注意到了他在行为和情绪上的变化，在她了解到保罗家里最近发生的事后，她便开始集中精力帮助保罗在课堂上感到受接纳和欢迎。她经常让保罗当小组长，如果她发现保罗需要冷静一下或休息一会儿，她就让保罗去办公室帮她办一件"特殊的差事"。学校社工也收到了这个消息，并征得许可在学校环境中与保罗合作，帮助他管理情绪，理解他的愤怒，并帮助他处理正在经历的潜在哀伤和丧失。父母都同意学校社工和他们的儿子一起工作，他开始每周进行一次治疗。

起初，保罗对被人从课堂上叫出来，不得不与社工见面感到不高兴。他担心自己因为在教室里发脾气或对同学使用粗鄙的语言而惹上麻烦，也担心老师会生他的气。令他惊讶的是，社工拿出一篮微型玩具和一个沙盘，问他是否有兴趣用这些玩具在沙子上制作三维布景。他小心翼翼地进行着这项活动，因为他不知道会发生什么。一开始，他把手指伸进沙子里，他发现自己非常喜欢沙子在手指上的感觉，很快就开始在沙子中来回移动双手。学校社工注意到，这为保罗带来了一种平静的体验，并在心里记下了这一点。在每节咨询中，保罗都会使用沙盘，用这种象征性的工作方式来探索他的世界，以及他和父母正在经历的变化。

保罗与学校社工会面了几周，当时他的父母正在办理离婚手续，并最终确定了监护权的安排。他期待着与社工在一起的特殊时光，在这个过程中实现了重要的内部转变，同时他的外部生活也发生着重大变化。他变得更愿意参与各种活动，并且发现自己又会和同龄人一起欢笑和玩耍了。当事情没有按他预期的方向发展时，他并没有那么生气。他甚至发现自己正在一点一点地原谅父亲，他和父亲在一起创造着新的家庭生活和日常安排。他的社工开始召集学校里其他在家中遇到类似问题的孩子，让他们组成一个小组。保罗渐渐意识到他并不是唯一一个正在面临着这些困难和挑战的人。他的治疗在学年末结束，学校社工也向他承诺，如果他需要，会在明年继续与他会面。

12—18 岁：青春期

随着孩子成长到十几岁，在大多数家庭系统中，这通常是一个很有压力的过渡期。许多父母在给予青春期孩子更多的自由以及赋予他们更多的责任之间寻找平衡。随着青少年开始进行"分离－个体化"这一发展性任务，这可能成为孩子和父母之间争执的一个来源，因为孩子开始希望有更多的时间与朋友们在一起，而不是与家人在一起。有些父母发现自己处于一种失去了年幼孩子的哀伤状态，感觉眼前的少年／少女就像一个住在他们家里的陌生人。另有一些父母也表达了看着孩子成长为少年／少女的喜悦，并在亲子关系变得更接近成年人之间的关系这一变化中找到了乐趣。父母在孩子这一发展阶段的感觉没有对错，然而，这段时间就维持安全、健康的依恋而言是非常具有挑战性的。

　　青少年的依恋需要在这个发展阶段开始发生变化，他们在感受到压力时会去寻求朋友的抚慰和安慰，而不再依靠父母来满足这种需要。他们也可能在个体化的过程中表现出对父母的冷漠或敌意。许多家长都表达了担忧，因为他们家里那个曾经活泼健谈、爱与父母交流的小学生如今变成了一个散发着臭味、肌肉发达、单调乏味、惜字如金的进食机器。他们想知道孩子会不会永远保持这样的状态，他们曾经熟知的那个健谈、迷人的孩子是否会回来。幸运的是，孩子的卫生状况，就像在成长过程中建立了安全型依恋之后的安全联结一样，都会得到恢复。

　　建立了安全型依恋的青少年比不具备这个基础的青少年更容易驾驭这个富有挑战性的发展阶段。青少年可能会去寻找朋友而不是父母，然而，许多人仍然视父母为他们主要的支持与信心的来源，依恋的四个关键概念依然未变。当青少年在亲子关系中感觉安全时，这让他们可以自由地拥抱自己对世界的好奇心，可以尝试新的发型以及各个面向的自我，直到他们对自己的新"皮肤"感到舒适为止。有安全感的青少年也往往有更高的自尊、社交能力和自我价值感（de Vries et al.，2014）。依恋理论家长期以来一直持有这样的假设，目前的研究也已经表明，安全型依恋有助于缓解青春期的情绪和焦虑症状，因为这种安全型依恋的关系提供了一种亲密感和信任感（Green，Myrick，& Crenshaw，2013）。研究还发现，随着关系和依恋质量的降低，青少年的心理健康风险显著增加（Green et al.，2013）。

对于那些在成长过程中没有体验过安全型依恋的青少年来说，青春期可能是一个经历重大考验和磨难的时期。对于一个从未被允许探索自己的世界或从父母那里独立出来的孩子来说，这段发展时期可能非常具有挑战性，因为他们无法，或者不被允许发展出强大的自体感，于是无法成功地进入成年期。研究表明，在没有建立安全型依恋的青少年中，使用毒品和酒精、自残行为以及高度的冲突等外化行为非常普遍。有时，这些行为可能是为了引起父母的关注，或是获得短暂的养育或价值感（Green et al.，2013）。其他青少年可能会表现出抑郁、过度控制自己和他人以及高度的焦虑等内化行为。

没有健康人际关系"路线图"的青少年可能难以与他人发展出健康的人际关系。研究发现，最初的依恋关系为不安全型、回避型或混乱型的青少年，他们与离经叛道的同龄人为伍、表现出攻击性、滥用毒品、亲子关系质量更差的概率显著增加（de Vries et al.，2015）。我们知道，正是在亲子关系的早期，孩子学习如何应对周围的世界，如何调节自己的情绪，如何表达自己的情绪，有些孩子学到了健康的方式，有些学到了适应不良的方式。

案例研究

耶利米，15岁，最近被法院安排接受姑姑、姑父的照顾和监护。几年前，他的母亲因酗酒并发症去世，他的父亲因滥用毒品和酗酒而多次入狱，之后他被送往寄养机构。在耶利米的整个童年时期，父亲曾因酒后驾车和在公共场合醉酒而被捕。他最近一次因酒后驾车被警察拦下并被捕时，耶利米就在车里。由于过去多次与警方发生口角，他的父亲被判处数月监禁，并且不得接受孩子的探视，因为法院认为儿子是他的犯罪行为的受害者。

多年来，耶利米与大家庭的关系一直很密切，尤其是与姑姑的关系很紧密。他似乎很快就适应了正常的生活，对姑姑的要求和指导他也很听从。然而，他与姑父互动很困难，在姑父身边时会表现得很冷淡、冷漠。耶利米的父亲从监禁中获释后，他开始主张自己身为父亲的权利，包括对儿子的监护权。他起诉妹妹诽谤他的人格，并开始了一场漫长的监护权之争。耶利米很快变得高度焦虑和抑郁，拒绝独自睡在床上。他开始睡在姑姑家的卧室地板上，拒绝离开她，也不去上学、不和朋友出去玩、不参加社区活动或社区聚会。

18—23 岁：青年期

青少年进入青年期后，他们的依恋需要仍然存在着，然而，随着他们与父母和同龄人建立起更为成熟的关系，他们的依恋寻求行为可能也会开始改变。对于安全型依恋的青年人，他们可能会在人际关系中有几个不同的依恋对象，从恋人到亲密的朋友、导师，以及他们的父母或主要照顾者。这些不同的依恋对象有助于填补他们主要关系的空白，并继续促进自主性和自我的持续发展。

　　研究表明，青少年和青年人倾向于在他们成年后的人际关系中保持和维持他们早期的内部工作模型，并且延续到他们养育自己的孩子的方式中。如果他们是在健康、安全的关系中长大的，那么他们可以比那些没有同样关系经历的人更容易与他人建立健康、安全的关系。随着这些青年人开始发展浪漫的情侣关系，由于强烈的情感唤起，许多依恋寻求行为在这一新关系中继续着——既有正向的也有负向的（Shapiro，2010）。恋爱中双方各自的依恋系统，以及各自的内部工作模型，都会由分离、中断和被抛弃感的威胁而激活——有些是关系中真实发生的，有些是想象中的。恋人对这些事件的反应很大程度上受到他们过去关系中发生的事情的影响。

　　在理想的关系中，伴侣双方都是彼此的照顾者和养育者，满足彼此对一致性、同频、养育和情感安全的需要。他们互相帮助调节自己的情感，并继续发展自主性、发现自我、发现世界。当一方或双方在成长过程中经历了不太健康或适应不良的依恋系统时，他们对被抛弃或被拒绝的恐惧可能会压倒他们形成安全避难所的能力，让他们很难相信在机会允许的情况下，安全避难所是可以构建起来的。

案例研究

　　莎拉今年 18 岁了，她最近搬出了家，住进了新的大学宿舍。莎拉一直与父母和兄弟姐妹一起住在家里，虽然她很兴奋能开始独自生活了，但一想到要独处，她也会感到高度焦虑。学校离她家有几小时的车程，莎拉自己有车，她可以在需要或想要的任何时候回家探望。搬到宿舍的最初几天晚上，莎拉经常打电话给妈妈，问候她一声、随意问几个问题，有时只是为了听到她的声音，在妈妈那里寻求安慰和安全感，听妈妈安慰她说在这个新地方她会没事的。她会和妹妹打视频电话，带她参观她的新房间、校园，并把她介绍给她的新室友。随着时间的推移，莎拉发现自己需要打电话的次数越来越少，因为她开始与室友和班上的同学建立了新的友谊和关系。她加入了一个学校俱乐部，这有助于增加她的社交机会。

在学校俱乐部的一次活动中，莎拉遇到了一位同学，她立刻对这位同学产生了兴趣。他们聊了一夜，很快就开始约会。莎拉从来没有像在这段旋风式的爱情中那样感受到如此强烈的情感。她在高中时有过几次约会，但是还没有只和一个人约会过。莎拉发现，她的男朋友很快就开始要求她给予他越来越多的关注和时间，如果她在没有通知他的情况下自己做了计划，甚至只是在不带上他的情况下去图书馆学习，他也会变得愤怒、充满敌意。如果她没有给予他全部的关注，他经常会气得噘嘴或闹脾气。

莎拉的父母越来越担心这段新关系，并决定来大学看望女儿。他们带她出去吃饭，她没有带上男朋友。在吃饭期间，她收到了超过25条短信，男朋友询问她在哪里，什么时候回来，然后因为她没有立即给他回电话而以愤怒的短信结束了沟通。莎拉的父母与她一起讨论她的感受，在与他们交谈时，她意识到自己越来越负起了照顾男朋友的心理健康的责任，而没有照顾自己。莎拉在父母的帮助下制订了一个安全计划，考虑如何结束这段关系。父母提出在城里待几天，支持莎拉解开自己的谜团。当莎拉去和男友谈分手的事时，在她开口说话之前，他就宣布再也不想见到她，也不想与她产生任何瓜葛，这让她大吃一惊。他立即走出房间，没有再联系她。莎拉在大学里找了一位咨询师来理解自己的感受和这段经历。她的父母在这个过程中一直给予她支持和关怀，邀请她在觉得需要的时候回家度周末，并在这一周中每隔几天给她打电话询问情况。

25 岁以上：成年期

与发展的早期阶段一样，在整个成年期，人们仍在寻找并寻求着依恋以及与他人的亲密关系，这是依恋系统和内部工作模型所允许的。在浪漫关系中，依恋寻求行为会像早期阶段一样继续。当恋爱关系发展为婚姻，开始形成家庭时，新的发展变化开始发生，然后激活家庭中每个成员的依恋需要。随着成年人自己成为父母，他们的照顾模式会反映出他们的依恋风格。

安全型依恋的人成为父母后，他们可以为孩子提供安全的依恋。他们能够可靠、始终如一、有滋养、有效地与孩子同频，帮助孩子调节并自我调节。不安全型依恋的父母往往在养育方式上会不可靠或不一致，有时并不总能满足孩子的需要，从而让孩子在亲子关系中形成被抛弃的恐惧或不确定感。他们可能会从恐惧的视角出发为人父母，不允许孩子进行自主的探索和个体化，与孩子形成一种纠缠的亲子关系。

如果父母自己有未解决的创伤，或者父母本身也是虐待的受害者，并且具有混乱或紊乱型的依恋风格，那么他们就可能无法与孩子的感受同频，也无法充分满足孩子的情感需要或身体需要。他们可能会以严厉、惩罚性的方式养育孩子，或者忽视孩子，从而无法实现有效的养育。当父母的负面情绪变得难以忍受，严重到他们无法自我调节的程度时，可能就会很不幸地出现虐待的代际传递（Shapiro，2010）。

案例研究

因为育儿压力以及对丈夫感到疏远和不满，拉托亚已经与一位咨询师工作了好几个月。拉托亚一直在咨询中学习如何妥善应对许多育儿方面的挑战——当孩子们表现得过于黏人时，她会感到难以应付，如果孩子们不在她的视线或听力范围内，她会感到高度焦虑，这些焦虑令她精神疲惫。她之所以创造出了这样痛苦的体验，是因为她希望自己能成为一个滋养孩子的"好"母亲，但也创造了一种基于恐惧的动力，她既害怕离开孩子，又怨恨他们24小时不间断的存在。

在探索自己的家族史时，拉托亚报告说，她感觉自己与母亲关系紧密，每天都与母亲交谈。她是母亲的知己，整个童年时期直至如今，父母常常把她置于他俩的争论和冲突中。她说她的父亲"很棒"，但她没有花太多时间和他单独相处。拉托亚有几个兄弟姐妹，她把姐姐描述为"最好的朋友"，但她从不谈论自己的兄弟，似乎对他们漠不关心。在一次治疗接近尾声时，拉托亚顺便提到，在她童年的大部分时间里，她一直受到父亲和哥哥的性虐待。她在此前的治疗中从未谈起过这些事。拉托亚修通了童年经历的虐待带来的创伤，学会了设定并保持健康、清晰的边界，这有助于她修复自己与孩子的关系，也减少了基于恐惧的育儿互动。

婴儿手印干预法

这种基于家庭的游戏治疗干预方法可以跨年龄和阶段使用。该方法已被用于幼儿与父母的治疗、青少年与父母的治疗、夫妻治疗，以及成年子女和老年父母的治疗。当治疗师和家庭所有成员之间建立好了牢固的治疗关系，就很适合在治疗的工作阶段使用这个方法。父母需要学会以健康的方式认可孩子的情绪和体验。

所需材料

爽身粉（如果气味太重或对其过敏，也可以使用玉米淀粉）

护手乳液（有香味和无香味均可）

黑色图画纸

将该方法应用于幼儿的说明

1. 指导家长和孩子选择有香味或无香味的乳液。让家长在孩子的手上轻柔地按摩乳液，告诉孩子这个互动由他们说了算——他们来决定父母用多大的力量、多快的速度以及使用乳液的量。鼓励家长时不时地询问孩子的感受，确保孩子对手部按摩感到舒适。

2. 当家长按摩孩子的手时，问他们以下问题，每个问题都给予充分的空间。为了保护好孩子的手，你可能需要指导家长在回答完每个问题后再多加些乳液。

- 告诉我你最喜欢的关于这双胖乎乎的小婴儿的手的回忆。
- 关于这双小小的、脏脏的学步期孩子的小手，你最喜欢的回忆是什么？
- 在这双孩子的手能做到的许多事情中，你最喜欢的是哪一件？

3. 当父母与治疗师和孩子一起探索了他们的回忆后，指导父母在孩子的手上再按摩一层乳液。

4. 指导孩子将手放在黑色的纸上，按下手印。

5. 指导孩子和家长将爽身粉撒在手印上。他们也许会想把多余的粉末抖进垃圾桶。

6. 孩子和父母可以把制作好的手印带回家，来提醒他们这一次体验中感受到的联结与同频。

将该方法应用于青少年和家长的说明

通常，当父母为他们的青春期孩子寻求心理咨询时，他们往往感到不知所措、受伤、压力和愤怒。由于行为问题以及多年的关系创伤，许多父母表达了"我爱我的孩子，但我受不了他们"的心情。这种干预有助于恢复对青少年的力量和积极品质的关注，尤其是通过讨论最后一个问题"你现在喜欢这双手的什么"，这给了父母一个机会，让他们也能回忆起过去和孩子在一起时的积极时刻，可以用这次活动来开始修复和加强他们的关系。

将该方法应用于夫妻咨询的说明

通过把发展性问题调整为符合夫妻之间的浪漫关系的发展阶段的问题，这个以依恋为中心的干预方法已经被成功地应用于夫妻咨询中，伴侣双方可以轮流做按摩师——回答问题，分享他们的回忆和感受，然后扮演积极的倾听者的角色——练习坐在那里倾听伴侣的声音，不做评论或反对伴侣的观点。

1. 指导夫妻选择有香味或无香味的乳液。让一方轻轻地将乳液按摩到伴侣的手上，告诉接受按摩的这一方，这次按摩由他们说了算，他们来决定用多大的力量、多快的速度以及使用乳液的量。鼓励伴侣频繁询问，确保对方对手部按摩感到舒适。

2. 当伴侣在按摩对方的手时，问他们以下问题，给每个问题都留出充分的空间。你可能需要指导伴侣在回答完每个问题后再多加些乳液，保护好对方的手。

- 告诉我你们第一次见面时，最喜欢的有关这双手的回忆。

- 当你们一起创造这段关系时，你最喜欢的关于这双手的回忆是什么？
- 这双手在生活中所做的诸多事情中，你感到最骄傲的是什么事？
- 这双手现在能做的事情中，你最喜欢哪件事？

注意：取决于时间和情绪，你可能希望为每个伴侣安排两次单独的会面，以便有足够的时间探索和处理他们的想法和感受，令这些工作能促进他们彼此的同频。

将该方法应用于成年子女及其父母的说明

这种干预方法也被用来帮助修复和加强成年人的家庭关系，尤其是当存在未解决的依恋创伤，并且这些伤痛影响到了当前的关系和功能时。可以使用原始的指导语，让父母能够与成年子女一起探索孩子成长过程中的故事和回忆。该方法也可以根据父母的认知能力进行调整，由成年孩子作为讲故事的人，调整提问的方式，让孩子来谈论他们在生命的不同发展阶段，哪些时候他们很感谢父母的帮助，那些帮助是怎样的，包括父母在这个阶段认知能力开始衰退或遭遇挑战的情况。

➲ 反思与小结

在一生之中，我们都会寻求与他人的联结。我们有什么样的发展性需要不仅取决于个人的实际年龄，还取决于情绪年龄。至关重要的是，不仅要评估关系动力，还要评估未解决的创伤，以及确定我们在临床工作中遇到的来访者的依恋寻求行为和依恋模式有哪些。特别是在家庭的过渡时期，注意家庭中的每个成员的依恋需要是很重要的。当家庭经历过渡时期、危机或压力时，孩子的依恋寻求行为最为突出，因为他们在寻求从整个家庭系统的压力和不安全感中解脱出来。

参考文献

De Vries, S., Hoeve, M., Stams, G., & Asscher, J. (2015). Adolescent-parent attachment and externalizing behavior: the mediating role of individual and social factors. *Journal of Abnormal Psychology.* Doi: 10.1007/ s10802-015-9999-5

Green, E.J., Myrick, A.C., & Crenshaw, D.A. (2013). Toward secure attachment in adolescent relational development: Advancements from sandplay and expressive play-based interventions. *International Journal of Play Therapy, 22* (2), 90–102.

Karen, R. (1994). *Becoming attached. First relationships and how they shape our capacity to love.* Oxford, England: Oxford University Press.

Shapiro, J. (2010). Attachment in the family context: Insights from development and clinical work. In Bennett, S. & Nelson, J.K. (Eds.), *Adult attachment in clinical social work.* Essential Clinical Social Work Series, (pp. 147-172).New York: Springer.

Stubenbort, K., Cohen, M.M., & Trybalski, V. (2010). The effectiveness of an attachment-focused treatment model in a therapeutic preschool for abused children. *Clinical Social Work Journal, 38,* 51–60. doi: 10.1007/s10615-007-0107-3

White, A. (2014). The benefits of child-centered play therapy and filial therapy for pre-school-aged children with reactive attachment disorder and their families. (Master's thesis). Theses, Dissertations, and Projects. Paper 846. *SmithScholarWorks*. Smith College School for Social Work, USA.

第四章

理解依恋破裂和创伤

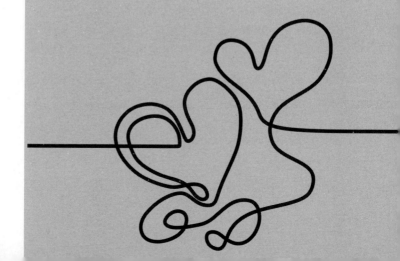

引言

当我们与所爱之人建立的情感纽带已经紧张到了要崩断的地步，或者当情感纽带严重磨损，已经细若游丝，会发生些什么呢？不幸的是，这是人际关系中的常见情况，尤其是在家庭系统中。当孩子开始寻求发展自主性并形成自己独立的自体感时，不同的发展阶段考验着父母和孩子之间联结的强度。孩子必经的各个发展阶段可能会令一些父母感到受伤或产生排斥感，尤其是那些依恋模式不安全的父母。

在日常家庭生活中，父母与孩子之间的互动时不时会经受考验，亲子之间有时会体验到相处的快乐和喜悦，有时也会有孩子或大人发脾气的时刻。即使是心理最健康的父母，当发生冲突时孩子大声吼出"我恨你"或者"我真希望从来都没有当过你的孩子"这样可怕的话语时，要父母做到稳住自己而不是因为感到受伤或愤怒而做出回击，也是非常有挑战性的。许多成年人对于这些时刻产生的强烈情感痛苦而感到措手不及。意识到你5岁的孩子能够真正、深刻地伤害你的感情，这是一种既让人受挫也令人痛苦的经历，而这种伤害程度也是你无法想象的。当孩子出于痛苦或愤怒而说出一些话或做出一些行动时，父母也可能会说一些让孩子的情绪受到严重伤害的话。

在大多数家庭中，总会有一两件冲突升级的事件，孩子和父母都会在愤怒或受伤的时候说一些伤害对方的话。在争吵发生之

后，重要的是如何进行修复，弥合言语或行为造成的伤害。修复
可能发生在父母主动走进孩子的房间，对刚才的大喊大叫和发脾
气道歉，或者是孩子冷静下来之后，先来到父母的身边寻求安慰
和安抚，在联结中体验到自己仍然被爱着、父母仍然接受自己。
在这些情况下，当父母和孩子能够继续彼此调频，学习怎样用更
健康的方式来和对方相处，那么依恋的纽带就可以恢复，甚至比
出现裂痕之前更加强韧。在家庭中，如果这种关系上的修复没有
发生，这些情感创伤就无法得到疗愈，那么依恋的纽带就会变得
不那么安全、可靠，导致安全感的缺失和不信任感。

文献简述

当父母无法有效调节自己的情感，并采取专制、忽视或惩
罚性的养育方式时，会给孩子带来情绪失调和矛盾体验（见第一
章）。在这种适应不良的亲子关系中，孩子所体验到的来自父母的
爱里总是存在着羞辱、轻蔑或拒绝，这些会给他们的依恋纽带造
成创伤。

依恋创伤

约翰逊（Johnson，2004）写道，"依恋理论描述并解释了在
我们最需要的人那里体验到被剥夺、丧失、拒绝和抛弃而形成的
心理创伤，以及这些创伤对我们产生的巨大影响"（p.32）。当孩子

经历关系上的创伤，这会造成深深的伤害，影响他们的自体感和内在价值感，并对周围的世界形成不安全感。当孩子长时间生活在焦虑的状态中，他们的价值感在家中得不到一致的认可时，他们学到的就是"我也许会，也许不会得到爱和重视"，于是他们预期在这个世界上的其他地方和其他人际关系中也会有同样的感受。这会让孩子对自己的价值长期感到矛盾，并对与他们接触的其他人产生深深的不信任感。孩子可能会试图做到"完美"，期待这样就不会再让父母对自己感到失望。他们可能会通过情绪上的爆发来抵抗心中的矛盾和不安全感，也可能会在人际交往中退缩，以此来保护自己的内心不再继续受伤，或者不再感受到对主要依恋对象的失望。我在心理咨询的工作中遇到过处于生命周期的各个阶段的来访者，许多来访者都存在着在依恋关系中形成的根深蒂固的认知扭曲："因为当时发生了＿＿＿＿＿＿＿＿＿，一定是因为我不配得到爱，所以我肯定是不可爱的。"

　　当孩子经历背叛、失望、谎言，或被他们信任的人伤害时——通常是他们的主要依恋对象——依恋创伤就会发生。这些事可能发生在很细小的互动中，也很容易就能修复，比如当父母发脾气时，吼了孩子一通。当父母注意到他们的孩子因为自己刚才的反应或行为而感觉受伤或失望时，父母不仅要承认这件事情已经发生，也要对自己刚刚的反应或行为负起责任，这样就创造了一个允许犯错的疗愈性空间，亲子双方都有机会从中吸取教训。这样的互动能够帮助孩子感觉自己被父母看见、感到安全、体验到安抚，从而形成安全感。当这些冲突时刻能够得到修复和认可，关系就能得到疗愈，并发展出更为强韧的联结。做法很简单，比如说："我刚才发脾气冲你大喊大叫了。那是不合适的，我为我刚才的行为向你道歉。我正在努力练习控制自己的脾气，希望你能原谅我犯的错误。"这使得父母和孩子能够感受到彼此之间的调频和联结，从而让关系在依恋连续谱上向更安全的那一端移动。

如果父母自己在过去和现在的关系中体验过安全型依恋，并且和孩子建立了安全型依恋，那么他／她就可以在经历这些困难的时候，设法克服这些困难，而不是和孩子一起采用回避的方式，或者用和他／她的3岁孩子一样的做法，依据自己最原始的情绪来做出反应。安全型依恋的父母可以帮助他们的孩子度过这些时刻，重新回到联结中，而不是继续以拒绝的态度作为养育的基础。然而，有些时候，这些受伤的经验没有得到修复或解决，随着时间的推移，这会造成父母和孩子之间的情感失联。

当这些负面或伤害性的经历被反复体验，或者父母不回应或不承认孩子的这些经历带来的影响时，这些创伤就会开始加深并扎根。这些依恋创伤会影响孩子有关自我和他人的内部工作模型——让孩子相信爱别人、依恋别人就意味着失望、伤害和拒绝。你只需在网络上搜索依恋相关的文字，就会发现在我们的世界里，存在着这种对爱心灰意冷的信念，认为爱会带来伤害，如果爱上一个人并把心交给这个人，就会让你经历被抛弃和拒绝。

依恋破裂

依恋破裂指的是维系一段关系的情感纽带因为过于紧张、伤口太多而最终断裂。依恋破裂往往源于创伤，通常被体验为一段关系的突然结束。就像因为地震而导致地表开裂一样，这些经历往往是无法修复的。地球可以疗愈，草木可以再生，但它没有办法恢复到仿佛从未经历过那些伤口一般。这些依恋破裂包括死亡、遗弃、离婚、虐待、忽视和长期分居。在接下来的每一章中，我们都将深入探讨这些经历和体验，以及这些经历如何塑造孩子的内部工作模型与依恋模式。

对亲子关系的影响

亲子关系中产生的依恋创伤可能会让人痛苦，然而我们知道，当父母和孩子有能力并且有意愿处理这些创伤，认清其本质，愿意承认自己在造成这些创伤的过程中扮演着什么样的角色，并为此负起责任，一起在修复的过程中努力，那么疗愈就会发生。当依恋中的创伤得不到承认，并处于无人修复的状态时，才会对亲子关系造成严重影响。孩子的内在工作模型是通过这些经历形成的，他们由此产生的被拒绝或缺乏价值感的感受和体验也会对日后的恋爱关系、与同龄人的交往产生影响。

研究表明，经历过父母虐待，或遭到父母不良对待的儿童，仍然会对父母保持着强烈的依恋，只不过所形成的是不安全型依恋（Anderson & Gedo，2013）。因为父母本该是在孩子痛苦时提供安慰的人，但同时他们正是造成或促成孩子痛苦的人，这就让孩子的依恋寻求行为变得混乱而复杂。孩子渴望与父母接近，但是自己所渴望亲近的父母又在虐待自己，于是这种接近本身又会导致或增加孩子的恐惧。这样的互动会创造出一种动力，让个体想要从自己最害怕的人那里得到安慰、满足情感上的需要

（Stubenbort，Cohen，& Trybalski，2007）。当这样的循环一次又一次地重复时，这些情感创伤的经历会发展成依恋破裂，导致关系坍塌崩坏。

在依恋创伤的各类研究中，有一个领域得到的专项研究非常有限，就是通过次级依恋对象，或由外部系统的挑战导致的依恋伤害而造成的影响。举一个例子：父母和孩子之间的关系是健康的，但孩子存在着某种心理健康问题或挑战，尤其是孩子的诊断是神经生物学方面的，而不是由外部经验引起的。例如，强迫症或其他焦虑和 / 或抑郁障碍，这些问题通过基因代代相传，不一定是因为养育或关系中的挑战而发展起来的。

孩子可能会经历与他 / 她的依恋对象有关的强迫思维，这些想法与他们之间的现实关系无关。例如，与自我价值有关的强迫思维或父母必须如何看待孩子的强迫思维。在多年的临床实践中，我曾与几个孩子一起工作过，他们由于强迫症症状而经历了与依恋有关的不切实际的恐惧和幻想，其中一个孩子有一种强迫性的想法，认为母亲无论如何都不可能会爱她，无论妈妈说什么或做什么，都无法帮助孩子缓解这个有关拒绝的信念。在另一个案例中，孩子确信她在一次在外过夜的聚会中对表弟实施了性虐待，而这从未发生过。她认为自己是一个怪物，或者有可能成为一个怪物，并且相信她的家人都这么认为。还有一个孩子强迫性地认为，他慈爱温柔的父亲会在半夜杀死他们，即使父亲过去从来没有采取过任何具有威胁性的举动，没有表达出任何要伤害任何人的意思。

这些强迫观念影响了孩子和父母之间的安全依恋，带给父母很大的挑战，令父母不断地寻求并修复关系，即使这些创伤是基于想象或不现实的信念或认知扭曲而形成的。严重的心理健康挑战，如精神分裂症或妄想障碍也是如此。需要重申的是，这些存在创伤的关系不是任何人的错，不管它们是如何发生的。然而，这些创伤仍然需要在一生中一次又一次地去修复。即使是最爱孩子的父母，也会因为家庭和孩子面临的问题的严重性而感到情绪耗竭和精疲力竭，这对他们来说确实是一个挑战。

依恋创伤的本质也可能是存在性的——比如，一个信仰上帝的孩子认为上帝一定不够爱她，所以没有帮她去除强迫思维或抑郁情绪，即使她通过祈祷或祷告已经做了所有她学到的"正确"的事情。她可能会发展出一种质疑自己内在价值的内部工作模型，并提这样的疑问："如果我不值得得到上帝的爱，那么我怎么可能在其他关系中被爱呢？"这种质疑也会导致她在其他人际关系中产生不安全感，即使是和她之前体验过安全联结的人在一起时也一样。安全型依恋模式不能规避或预防精神疾病或困难生活经历和创伤，也不能确保在整个生命周期内都拥有正面结果（Whelan & Stewart，2014）。然而，安全型依恋能为正在经历痛苦的儿童和父母提供一条救生索，并为他们提供一个安全的避风港，帮助他们从周围世界的痛苦和压力中解脱出来。

依恋关系中的复原力

在处理家庭关系中的依恋创伤时，认识到父母和孩子内在的

复原力 [1] 是至关重要的。在最近有关复原力的研究中，复原力的概念被理解为"一种互动机制，聚焦于儿童与其家庭、支持系统和社会文化背景之间的互动关系"（Seymour，2014，p.226）。你可能会想："这和依恋理论有什么关系？"

Alvord、Zucker 和 Grades（2005）写道："复原力应该被视为一种后天习得、逐渐内化、普遍的属性集合，它使个体能够适应生活中的困难环境。"在以依恋为中心的游戏治疗中，复原力是治疗师用来与儿童和父母合作的一个重要概念。在过去的几年里，复原力的概念已经发生了变化，之前人们所持的是一种较为天真的信念，即使用以优势为基础的方法，缺乏对儿童可能经历过的痛苦、创伤的深度的理解和重要性（Seymour，2014）。这个本是出自善意的模型，却在无意中给孩子带来了不适当的负担，把他们摆到了要为自己的康复负责的位置上。如果孩子缺乏复原力，那就是对孩子糟糕的自我内部工作模型的确认。孩子的复原力能帮助他们从生活中的艰难经历中恢复过来。通过在游戏治疗室展开的修复过程，孩子拥有了内在复原力，能够克服和修复生活中的各种创伤和障碍。通过与他人的互动以及与依恋对象的关系体验到的恢复过程，孩子在情感和关系上的疗愈得以发生。

---

[1] 英文为 resiliency，也翻译为抗逆力，意指抵抗逆境，或者从逆境中恢复的能力。——译者注

实践干预方法

星星和点点

　　这个以依恋为中心的家庭游戏治疗干预方法侧重于提高孩子的自尊、自我价值感和复原力（Mellenthin，2018a，2018b）。它有助于识别和减少消极的自我对话，即孩子的内在信念——他们的父母因为他们真实的自己而对他们感到失望。在该方法中，孩子和父母有机会体验情感上的同频和亲密，并加强他们的言语及非言语沟通技能。该方法有助于家长／照顾者辨认出自己对肯定和认可的需要，并在给予和接受滋养的过程中学习如何培养亲社会技能，重新夯实他们对孩子各个方面的爱和接纳，探索犯错是可以被接受的，以及对事不对人的概念。

所需材料

　　《你很特别》（*You Are Special*），作者陆可铎（Max Lucado）

　　星星贴纸

　　灰点贴纸

　　可擦记号笔

　　仿真玩偶

指导语

　　1. 与父母和孩子一起读《你很特别》这本书。如果合适，也可以请父母给孩子读一读这本书。这样就在干预中提供了一个让父母可以去滋养孩子的机会，让父母和孩子以一种安全、健康的方式靠近彼此。如果父母和孩子还没有这样靠近彼此的习惯，你可能需要邀请父母和孩子坐在一起。

2. 读完这本书后，探索孩子是如何理解圆点和星星的意义的，以及当木雕师说："你很特别，因为我创造了你，而我是不会犯错的。"孩子是否相信自己是特别的存在，而不是个错误？

3. 指导孩子在仿真玩偶上画出他们的每一个灰点（他们有关自己的负面想法或信念）。也可以用灰点贴纸。

4. 邀请家长在玩偶身上画黄色的星星，这些星星代表孩子的正面品质、性格特点，以及父母所喜爱、感到骄傲的孩子的性格特点。

5. 与父母和孩子一起讨论所画的每个星星和点点，提开放式问题，探索他们对每个星星和点点的想法与感受。

6. 把玩偶转过来。用相反的想法重新解释每个点，并在玩偶的背面写下来。例如，孩子可能画了一个灰点，并解释说："我在学校没有任何朋友。"家长和治疗师鼓励孩子思考这句话是否是真的。鼓励孩子想一个相反的例子，想一想他在学校里感到被接纳或有一个朋友的时候。那个负面的想法可以被重新建构为"汤米午餐时坐在我身边。他喜欢我"或"我可以和我隔壁的邻居一起玩，她是我的朋友"。

7. 如果没有仿真玩偶，也可以用一张白纸或姜饼人代替。

黏在一起

在发生过依恋创伤的家庭中，家人之间的沟通往往会因此受到负面影响。沟通上的误解和错位经常发生，这往往会加剧人与人之间不信任、伤害、失望和愤怒的感觉。言语交流只是我们意义整合的一部分，而发生在人际关系中的非言语交流往往是情绪调节或失调的有力线索。在这个游戏治疗干预方法中，家庭成员有机会通过言语和非言语的交流，以一种有条理、有趣的方式参与进去。这有助于家庭成员深入理解沟通误解，从而更好地与家人建立联结。

所需材料

　　大块的棉花糖

　　干意大利面条

　　手表或计时器

指导语

　　1.邀请孩子和家人围坐在一起。给他们两包意大利面和棉花糖。告诉他们，这个游戏治疗干预方法的目标是让他们尽可能搭建出像高塔一样高高的"建筑物"，以团队的形式合作完成。该活动是有时间限制的。他们可以选择搭建两座独立的塔，或者在第一轮结束后，在已经搭好的塔上再搭一座塔。

　　2.向他们解释家人之间存在很多不同的沟通方式。有些沟通是口头的，很容易理解。其他类型的沟通则更加微妙或令人困惑。你可以让家庭成员描述一下，他们在一起时会采用哪些不同的交流方式，比如肢体语言、说话的声调、文字短信等。

　　3.将计时器设置为5分钟，并告诉家庭成员，在第一轮搭建过程中不要有任何言语交流。他们可以用非言语方式进行交流，比如手势、面部表情和眼神示意等。

4. 一旦计时器响起，家庭成员之间就可以恢复正常交谈了。你可以问问他们对这些经历的感受，可以问以下问题：

- 当你试图和别人交流的时候，不能使用语言是什么样的感觉？
- 和家人在一起搭建高塔却能不说话，好处是什么，坏处是什么？
- 当别人能理解或不能理解你的意思的时候，是什么样的感觉？

5. 再把计时器设置为5分钟。告诉家庭成员，他们现在将用棉花糖和意大利面搭建另一座高塔。在这一轮中家庭成员可以使用语言来交流，合作搭建这座塔。

6. 时间到了之后，和家庭成员一起讨论他们在合作时采用两种不同的方式（言语和非言语）进行交流的体验。你可以问他们一些问题，比如：

- 在和他人合作的时候，用哪种沟通方式更容易些？
- 当你们不能用语言来表达的时候，你们怎么知道对方想要什么？
- 语言有时会妨碍你表达你想表达的意思吗？
- 你能想起别人误解你所说的话，或者误会了你提的要求的例子吗？

7. 教家庭成员一些沟通技巧，如怎样做反映性倾听、复核，还可以教一些其他有益的沟通技能，比如意识到自己说话的语气。

案例研究

　　考特尼是一个 8 岁孩子，在母亲被捕并被送去监禁后，她被转介到游戏治疗中心。她的母亲因被指控对 15 岁的保姆实施性虐待而被捕。该保姆是一个住在他们家隔壁的青春期男孩，经常过来帮忙照顾孩子。保姆的母亲看到了自己儿子和隔壁邻居之间发的裸照和露骨的短信。她在与儿子对质后报警，儿子向母亲透露，他和这名女士在过去一年中发生了性关系。

　　考特尼目前与父亲住在一起，在妻子被捕之前，父亲主要居住在美国另一个州，从事石油和建筑行业。他会在项目间隙回家一两周，一接到新项目就离开。在遭到指控和逮捕之后，考特尼的母亲被法庭命令搬出家去，只允许在有人监督的情况下探视她的女儿。考特尼的父亲从来都不是家中的主要照顾者，也很少与年幼的女儿一对一地交流。然而，他努力地照顾她，保护她避免遭受进一步的情感伤害，并且一直在积极寻求心理咨询。

　　在首次咨询中，考特尼和父亲按约定时间到达。他们坐在等候室里，两个人之间空着一把椅子。父亲让她独自去游戏治疗室和治疗师一起工作，他粗声粗气地告诉她："乖一点，照咨询师说的做。别捣蛋，听懂了吗？结束了就出来，我会在这里等你的。"考特尼静静地按照要求做了，她走进游戏治疗室，站在房间中央，直到治疗师问她是否想要坐下。考特尼在考虑选择哪项活动时遇到了困难，似乎在体验着高度的无助感。然而，治疗师温柔地提醒她："在这里你说了算，你可以选择你想做的事。这里没有错误选项。"考特尼开始慢慢地环顾房间，指了指手指绘画颜料。治疗师鼓励她去把颜料挑出来，拿到桌子上。考特尼一拿出颜料，表情就明亮起来，她迫不及待地开始用手指在颜料中旋转，画了一座房子，房子旁边还有三个小人。她开始在天空中画太阳，然后突然把所有的颜料涂抹在一起，抹去了画纸上所有的人物和房子。她继续添加颜料，将它们搅到一起，直到混合成棕色的旋涡。考特尼突然把脸贴在桌子上，脱口而出："一切都一团糟！"治疗师反映道："一切都一团糟。"考特尼抬起头看了看治疗师，说："你说对了！"在游戏治疗结束时，考特尼问治疗师她以后能不能再过来。治疗师告诉她，她每周都会来。考特尼害羞地笑着对她说："好的，我喜欢这个主意。"

随着时间的推移，考特尼的父亲也开始参与到游戏治疗中，并且积极地投身其中。起初，他在玩游戏时似乎很不自在，但他真的关心孩子、担心她是否健康幸福，他希望与孩子建立更牢固的关系。由于在女儿的整个童年时期，父亲一再地与她分离，他们的关系中存在着明显的矛盾情绪，他们小心翼翼地靠近着彼此——用触碰、用语言，也用对彼此的陪伴。

在一次治疗中，他们在做爽身粉手印游戏（见第三章）时，用手指画颜料代替了手部乳液。他们创作了一个又一个手印，每一次触碰都变得更加自然、更加容易接受。当考特尼听到父亲讲起她婴儿期和学步期的回忆时，她静静地说道："我以前不知道你了解我的这些事。我不知道你了解小时候的我。"她的父亲接着握住了她涂满颜料的手，再一次表达了他对女儿的爱，并向女儿道歉，说自己没能如女儿所需要的那样更多地回家陪伴她。随着时间的推移，考特尼和父亲修复并重建了他俩的关系，修通了哀伤和愤怒，尤其是父亲，他学会了养育孩子以及为孩子提供安全感的新方法。考特尼进行了几个月的游戏治疗，期间经历了母亲受审、监禁、父母的离婚，她的世界经历了崩塌以及随后的修复。

家庭的整合

研究表明，当家庭内部发生危机或经历过渡期时，孩子和父母会从依恋连续谱上安全的一端移动到不安全的一端（Anderson & Gedo，2013；Stubenbort，2007）。当孩子和父母能够体验到一种矫正性的情感体验时，这能强化他们的关系，有助于修复并走向更安全的依恋。这就是让父母参与游戏治疗过程至关重要的原因，这样就可以在适合的情况下，最大限度地发挥父母在创造安全感和情绪抚慰方面的作用。

通过让家长参与以依恋为中心的游戏治疗，家长就有机会学习同频、养育和回应性的技巧，并在孩子内心培养喜悦和快乐。孩子可以改变自己的内在工作模型来回应这些新的联结方式，提高自尊、自我价值感，以及培养他们被爱和认为自己可爱的信念。这将有助于孩子的内部体验进行重新组织和排序，形成更加连贯的框架。通过改善父母和孩子之间的依恋，孩子可以学习如何调节行为和情绪反应，因为他们的依恋需要通过这些共同的体验得到了充分、一致的满足（Whelan & Stewart，2014）。

通过这些体验，孩子以健康、适应性的方式获得了对世界的掌控感。通过游戏，孩子能够探索和应对生活与人际关系中的挑战，培养对困惑和焦虑的掌控感，并克服无助感和过去的创伤（Ogawa，2004）。通过治疗关系的发展，孩子能够表达自己，并接纳自己，因为他们经由与游戏治疗师的关系——更重要的是，与父母的关系——体验到了接纳的感觉。

孩子通过与自我、家庭、同龄人以及包括学校和社区的外部系统的关系来发展复原力。在布鲁克斯（Brooks，2009）的复原力模型中，他提出了以下几个原则，并将其纳入治疗关系和游戏治疗的过程中。

1. 孩子确实有克服逆境的能力。

2. 有人格魅力的成年人在培养孩子的复原力方面扮演着重要角色。

3. 孩子从出生起就有学习和获得成功的动力。

4. 每个孩子都有各自的胜任力，那些是需要被看见并加以培养的特殊天赋和能力。

5. 同理心对于理解孩子的经历和体验至关重要。

6. 故事和隐喻提供了丰富的方式，既有助于提升我们陪伴孩子的乐趣，也有助于提升他们对世界的理解。

7. 孩子能从帮助别人中受益。

在父母不能或不愿意参与孩子治疗的情况下，游戏治疗师可以充当代理依恋角色（Anderson & Gedo，2013；Whelan & Stewart，2014）。通过回应性游戏和滋养，治疗师在游戏治疗室中为孩子提供安全基地和避风港，孩子可以在与自己和他人的关系中体验到恢复性疗愈。当游戏治疗师与孩子互动时，他们所表现出的无条件积极关注、兴趣、情感和喜悦，这些都有助于孩子重新定义和体验内在的自体感，让他们获得可爱和被爱的体验。游戏治疗室和游戏治疗师成了孩子的避风港，一个为孩子提供躲避生活中的风暴与考验的避难所。

通过参加个体治疗，孩子获得了体验安全感和可预测性的机会。这让孩子能够与相信他们的能力和自我价值的成年人保持稳定和一致的联结。游戏治疗师还允许孩子通过游戏发展自主性和探索精神，当孩子在他们的世界中感受到快乐时，这将镜映在他们与喜欢孩子的游戏治疗师的关系中。

⊃ 反思与小结

多年来，我们对依恋模式的理解发生了变化，在过去，我们认为主要的依恋和依恋模式是一种固定的体验，我们注定了要在各种关系和环境中经历同样的依恋模式。近年来，我们对依恋和关系的理解不断发展，并且已经证明，修复工作可以通过次级依恋对象和积极的关系体验来实现，即使主要依恋对象没有参与到修复或疗愈的过程中。俗话说"养育一个孩子需要整个村庄的力量"，这是有道理的，因为要满足一个成长中的孩子所有的依恋需要，是需要许多依恋对象和关系的。

游戏治疗师长期以来一直认为，儿童有一种内在的成长趋势，并且具有一种克服生活中的障碍和挑战的惊人能力（Landreth，2002）。当他们在游戏治疗室里，在与治疗师的关系中感受到受尊重和尊严，他们的复原力和韧性就会提高和发展。家庭系统本身可以发生改变，并且可以疗愈家庭成员在关系中经历的大大小小的创伤。

参考文献

Alvord, M.K., Zucker, B., & Grados, J.J. (2005). Enhancing resilience in children: A proactive approach. *Psychology: Research and Practice, 36*, 238–245.

Anderson, S.M., & Gedo, P.M. (2013). Relational trauma: Using play therapy to treat a disrupted attachment. *Bulletin of Menninger Clinic, 77* (3), 50–268.

Brooks, R.B. (2009). The power of mind-set: A personal journey to nurture dignity, hope, and resilience in children. In Crenshaw, D.A. (Ed.), *Reverence in the healing process: Honoring strengths without trivializing suffering* (pp. 19–40). Lanham, MD: Aronson.

Johnson, S.M. (2004). *The practice of emotionally focused couples therapy,* 2nd ED. New York, NY: Brunner-Routledge.

Landreth, G.L. (2002). *Play therapy. The art of the relationship.* New York, NY: Brunner-Rutledge.

Mellenthin, c. (2018a). P*lay Therapy: Engaging and powerful techniques for the treatment of childhood disorders.* Eau Claire,

WI: Pesi Publishing.

Mellenthin, C. (2018b). Attachment centered play therapy with middle school preadolescents. In Green, E., Baggerly, J., & Myrick, A. (Eds.), *Play therapy with Preteens* (pp. 35–48). Lanham, MA: Rowman & Littlefield.

Ogawa, Y. (2004). Childhood trauma and play therapy intervention for traumatized children. *Journal of Professional Counseling, Practice, Theory, & Research, 32* (1), 19–29.

Seymour, J. (2014). Resiliency. In Schaefer, C.E. & Drewes, A.A. (Eds.), *The therapeutic powers of play. 20 Core agents of change. 2nd ed.* (pp. 225–238). Hoboken, NJ: Wiley & Sons Inc.

Stubenbort, K., Cohen, M.M., & Trybalski, V. (2010). The effectiveness of an attachment-focused treatment model in a therapeutic preschool for abused children. *Clinical Social Work Journal, 38,* 51–60. Doi: 10.1007/s10615-007-0107-3

Whelan, W., & Stewart, A.L. (2015). Attachment security as a framework for play therapy. In Crenshaw, D. & Stewart, A.L. (Eds.), *Play therapy: A comprehensive guide to theory and practice* (pp. 114–128). New York, NY: Guilford Press.

第五章

自下而上，由内而外

离婚对依恋的影响

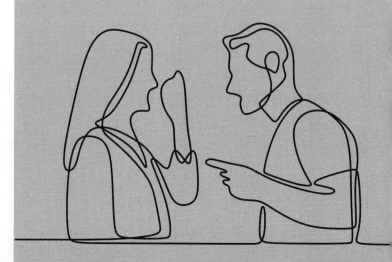

引言

自 20 世纪 80 年代以来，美国的离婚率一直保持在 50% 这个相对稳定的位置上（Steinman & Petersen，2001）。在离婚家庭中，随着家庭经历着重大的变化和破裂，孩子与父母和家庭系统的依恋也随之破裂，安全基地变得缺失或极其有限。研究表明，全球 40%~60% 的儿童经历过父母离婚，这让他们面临着更具挑战性的童年和青春期。根据父母关系的性质和离婚后协同养育孩子的能力，孩子的依恋可能会在这段过渡时期在家庭内部得到修复和重建，或者也可能会瓦解，有时会导致孩子经历家庭关系和情感纽带的完全断裂（Ahrons，2006）。

文献简述

从 20 世纪 70 年代开始，离婚成了一个被社会接受的决定，越来越多冲突缠身的夫妻会考虑这个选择。在此之前，许多家庭在家庭系统中经历了情感的脱节和断裂，但夫妻仍然生活在同一个家庭中，这也会造成问题。离婚被视为最后的手段。在许多家庭和社区中，离婚被视为女方的失败或过错。随着离婚的正常化（尤其是女性在经济上更加独立于丈夫），人们对婚姻的期望在社会层面发生了转变，即离婚开始被视为夫妻可以接受的选择。到了20世纪80年代，离婚率稳定在50%左右，一直保持到现在。

离婚会影响孩子在应对周围世界时所仰赖的安全基础。孩子可能把离婚当作对他/她个人的抛弃和拒绝，尤其是当父母中的一方搬走或选择退出家庭生活时。不幸的是，这在父子关系中太常见了，特别是当夫妻之间发生高强度的冲突时（Sirvanli-Ozen，2005）。

许多孩子会以一种自我中心的思维方式来体验离婚带来的结构性变化和挑战，这取决于孩子在离婚时的年龄和认知发展。他们可能会采用"魔法思维"，并产生一种信念，认为自己是家庭破裂的原因，或者是自己做错了一些事情导致父母分开。除了孩子的这种错误的思维方式外，离婚会带来家庭结构的重新配置，家庭环境也可能会发生重大变化，包括经济上的不稳定性加剧、学校和社区的变化、父母一方或双方的就业状况发生变化，有时还会与大家庭及其资源脱节。所有这些经历都可能会伤害依恋纽带，在整个家庭系统中产生害怕和恐惧的感受，造成不安全、不稳定的依恋模式。

对于年幼的孩子来说，他们的爱和归属感的内部工作模型已经发生了变化（因为他们不成熟地认为是他们导致了父母的分手，或者他们有能力做一些事情来实现家庭系统的重聚），这些认知扭曲导致的压力可能会在情感、行为、学习和社交方面造成广泛的变化和挑战。许多离婚家庭子女会表现出以下症状：

- 冲动和攻击行为
- 对其他人发怒
- 对立、叛逆、反抗等行为问题
- 打破规则、测试界线

- 破坏性行为

- 暴力的想法或行为

- 浮于表面的积极行为

- 生自己的气

- 自责或内疚

- 自我伤害或自我破坏的行为

- 吸毒或酗酒

- 冷漠或不负责任

- 更早或更多的性活动

- 隔离或退缩

- 自杀的想法或行动

　　年幼孩子的痛苦通常会减轻，看起来"很好"；但当他们成长到青少年时期，开始与同龄人和约会对象建立更亲密的关系时，这些症状会再次出现（Sirvanli-Ozen，2005）。有一个指标在预测孩子在父母离婚后能否经受住家庭结构的变化上非常重要，就是父母在离婚之后的关系，他们是否能够以亲切友好的态度对待彼此，尊重彼此，不贬低对方。

　　研究表明，父母之间的关系（无论是离婚前还是离婚后）越是互相敌对或怀有恶意，对孩子建立安全的关系和以健康的方式适应世界变化的能力产生的负面影响就越大。当父母之间存在高度冲突时，孩子可能表现出更高水平的攻击性、敌意和焦虑（Sirvanli-Ozen，2005）。其中的一些行为可能来自孩子目睹了父母以咄咄逼人的方式对待彼此，内化并习得了这种解决冲突或应对压力的方式。孩子也可能是过度认同了主要的攻击者，因为他们认为这样的人才更强大、更具有威胁性。如果父母中的一方贬低另一方或对其不尊重，我们通常会发现孩子也会以类似的方式对待这位家长。这就在父母和孩子之间造成了高度的压力和冲突，进一步绷紧了三角关系中的依恋纽带。

父母之间的冲突程度与孩子建立或体验安全型依恋的能力直接相关。离婚家庭子女在他们的外部关系中经常会经历不安全或矛盾型依恋，包括在社会关系、社区中的关系、宗教领域的关系以及青年期的恋爱关系中。孩子可能会认为他们必须在父母之间做一个选择，这对于那些父母之间存在着高度冲突的孩子来说是一种痛苦的经历。因为孩子爱着父母两个人，所以父母关系中的冲突在孩子的内心所形成的拉扯，可能会带来有关忠诚与背叛的深层冲突。我接过一个比较困难的临床案例，在这个案例中，父母让一个年幼的孩子必须二选一，只能选择爱父亲或者爱母亲，也只能和他所选的这个家长生活在一起。尽管这种极其有毒的家庭不见得是常态，但这样的情况也确实会发生。

对离婚家庭子女来说，还有一种相当痛苦的动力，就是父母中的一方似乎在针对、欺负或诋毁孩子特别亲近、花大部分时间相处的另一方（那一方有时被称为"主要养育者"）。当家长中的一方与主要负责养育孩子的那一方对立时，孩子可能会感到被这位持对立态度的家长抛弃或拒绝。举一个这方面的例子，家长可能会在孩子从对方那里回来时，拒绝让孩子把对方家里的任何东西带回来；当孩子和自己在一起的时候，不让孩子和另一位家长联络；要求孩子更换衣服，只能穿自己给他买的衣服；如果有一件礼物是自己送给孩子的，那么孩子就不许把这件礼物带到对方家里。许多父母没有意识到，通过这种方式，他们拒绝了孩子的一部分，因为孩子是由父母双方"组成"的。这让孩子处于一种非常不稳定的情绪状态，因为他们害怕父母对前任伴侣完全的拒绝，会导致他们自己也一起被拒绝。

在父母虽已离婚但彼此之间仍保持着健康、良好关系的家庭中长大的孩子，与在双亲家庭中长大的孩子，成长的处境是相似的。研究表明，如果离婚之后父母之间的关系不存在冲突，父亲更有可能与孩子保持联系（Ahrons，2006）。离婚后与父母保持牢固关系的能力对孩子的自体感和归属感至关重要。孩子需要父母双方，因此，如果父母离婚，他们一定要彼此支持并且适应彼此之间的新关系，好让孩子与双方都保持健康、一致的关系。如果在离婚之后父母可以有效地合作、协同养育孩子，孩子能够经常见到非监护父亲或母亲（在大多数情况下是父亲）并与其待在一起，家庭的社会经济地位或家庭环境没有显著变化，那么离婚对孩子造成的长期负面影响是可以得到缓和的（Sirvanli-Ozen，2005）。

有些人可能会质疑，离婚后为孩子维持健康的家庭环境是否现实可行，因为这看起来似乎是一个不可能实现的期望。然而，即使孩子的外部环境发生了变化（就像许多家庭实际发生的情况一样），对父母来说，最重要的挑战是如何在内部环境中保持爱和支持。这包括积极地参与健康的共同养育活动，允许孩子看望前伴侣、花时间和他／她相处，为孩子提供一个安全的空间，允许他们体验由家庭正在经历的变化和挑战所带来的哀伤、失落和悲伤。父母的这些行动和行为有助于修复和重建孩子破碎或受伤的依恋，也有助于帮助孩子恢复和重建安全基地。

案例研究

帕梅拉

帕梅拉的父母离婚时她还很小。她的父母结婚很早，但在生孩子这件事上等了好几年，他们先是专注于完成大学学业，并在开始组建家庭之前寻找自己想要的职业。帕梅拉的父母曾寻求婚姻咨询，并在做出离婚决定之前，连续见了四年婚姻咨询师。正如她父亲所说："我一直认为，我们必须要到了已经互相憎恨的地步才能做离婚的决定，而我永远也不想恨艾米（孩子母亲）。"夫妻双方都希望离婚，而且非常友好。在研究了怎么做最符合女儿的利益后，他们制订了一个敏感关注儿童发展的育儿计划。商量后得出的结果是，女儿可以与父母平均分享时间，并且每个月有一次三人都参加的家庭聚会。帕梅拉的父母决定为他们的女儿寻求游戏治疗，以帮助她应对家中发生的变化和转变。他们在第一次咨询时一起来见治疗师，一起坐在沙发上，非常轻松自在地回答着问题。他们报告说，尽管他们不时争吵，但他们真的关心彼此，并拥有深厚的友谊。

帕梅拉第一次来进行治疗时，是一个活泼可爱的4岁孩子，和父母双方都建立了安全的依恋。治疗的过程伴随着她经历一系列生活方式的转变——搬家、离婚和适应新环境。治疗师为他们提供了以儿童为中心的个体游戏治疗以及家庭游戏治疗，治疗持续了几个星期。虽然帕梅拉很难理解这些变化，但随着她的世界发生巨大的变化，即使在重大变化发生期间，她的父母仍然不断地给她安慰，她仍然持续得到父母的爱和照顾，这为她创造了一个相对安全的基地。父母做到了鼓励并促进彼此之间以及亲子之间的健康关系。当所有家庭成员似乎都能够恢复安全的依恋，家庭系统实现了新的平稳状态时，治疗就终止了。

几年后，帕梅拉的母亲联系治疗师，要求再次开始咨询，因为帕梅拉的生活发生了一些变化。帕梅拉现在是一个 10 岁孩子了，在学业和社交上挣扎了一段时间。她的父亲约翰正处于一段认真的恋爱关系中，有计划再婚。他的新未婚妻有几个上段婚姻中和前夫一起养育的儿子，分别是 12 岁、14 岁、16 岁和 17 岁。帕梅拉对父亲的新恋情感到不满，并且很难和这些未来的哥哥们建立良好的互动。她的母亲仍然单身，自从多年前离婚以来，她从未与任何人有过恋爱关系。随着父亲开始了新恋情，帕梅拉又把重心放回了她和母亲的关系中，这让母女俩在无意中形成了一种纠缠的关系。她的母亲意识到了这一点，但不确定该如何改变这种情况。她与前夫的原本安全的关系也因为这些新关系和共同家庭而受到了挑战。约翰的未婚妻对他和前妻之间亲密的情感感到不安，这造成了家庭系统中成年人之间的紧张关系。

因为帕梅拉之前接受过游戏治疗，所以这一次大家觉得她也可以从类似的治疗中得到帮助，这一次治疗以个体治疗、亲子治疗和家庭治疗结合的方式进行。在个体游戏治疗中，帕梅拉能够探索她对父亲的新关系产生的恐惧和情绪，以及这样的变化对她意味着什么。她得以在治疗中去探索自己对于被遗弃和被"这些丑丑的、臭烘烘的男孩"取代的恐惧。帕梅拉表达了她担心父亲再婚后会更爱那些男孩，因为他们一起去参加了很多有趣的活动，比如露营、钓鱼和徒步旅行，她不喜欢这些活动，也没有和父亲一起体验过。帕梅拉和父亲用以依恋为中心的游戏治疗进行亲子治疗，因为他们需要在父亲再婚的变化和挑战中修复关系并重建安全感。父亲能够重申他对女儿的爱和承诺，并与她一起克服她的恐惧。

帕梅拉和母亲也参与了亲子治疗，来改变她们之间过去几年来形成的纠缠关系。她的母亲对亲子关系重新界定了边界和期望，建立了更加健康的母女关系。帕梅拉在这些改变中苦苦挣扎，因为多年来她已经习惯了在家里"称王称霸"。然而，随着她们之间建立了更安全的依恋关系，她发现自己能够更好地应对生活中遇到的挑战，总体上来说，现在的她更快乐了。

约翰再婚后，游戏治疗继续持续了几个月。家庭系统和新关系面临着一些重大挑战，但随着时间的推移，帕梅拉和她的新家庭，包括她的继母，形成了一个相对安全的基础。在这些变化和挑战中，她能够与母亲一起维护好安全基地，这对她在整个过程中的发展变化起到了支持作用。

理查德

理查德是一个7岁孩子，他是被法官转介到咨询中心来的，这位法官主持了他的父母之间充满冲突的离婚官司。他的父母在过去几年里持续对彼此发起法律诉讼，尽管他们其实早在三年前就已经正式离婚了。理查德的父母第一次分居时，他还是个小婴儿，几年来，他就在这种高度冲突的环境中长大。父母双方都对彼此提出了几项有关虐待儿童的指控，所有这些指控都被发现是毫无根据的。事态已经升级到这种地步——父母双方都收到了严重警告，如果主审法官继续看到这样的行为，他们都将以藐视法庭罪被送进监狱。

理查德是一个沉默寡言的孩子。他小心翼翼地走进游戏治疗室，站在房间中间，一言不发。直到治疗师邀请他坐在椅子上，他才坐下。理查德没有说话，也没有要求去玩任何玩具。当游戏治疗师告诉理查德，他可以选择在游戏治疗室里玩他想要玩的任何东西时，他静静地趴到桌子上，闭上了眼睛。治疗师感觉到这句话让这个小男孩不知所措，于是就问他，如果他能在两个不同的活动之间来选，而不是做出这么大的选择，对他来说会不会容易一些。理查德点点头，眼里含着泪水，抬头看着治疗师。理查德选择了涂色游戏，并在纸上仔细地画了些直线。他小心翼翼地给每个空格涂上不同的颜色，很注意不把颜色涂到线条之外。

这种怯生生的态度在最初几次治疗中持续着；随着理查德的世界的混乱程度不断升级，他在游戏治疗室里的表现非常克制和谨慎。理查德很容易不知所措，当治疗师请他做个选择或做出任何类型的决定时，他都会花上几分钟来考虑各个选项，即使那只是一个很简单的任务。然而，在每次治疗中，理查德都会与治疗师进行更频繁的眼神交流和更多的言语交流。他开始慢慢地靠近治疗师，可以两人挨着一起坐在桌边，最终他也可以在自己的绘画作品里使用更凌乱的创作媒介了，比如手指画。

在一次治疗中，理查德注意到游戏治疗室里有一个新玩具——一个巨大的拥抱娃娃（Hugibo™）。他什么都没有问，但时不时会望向那个娃娃。治疗师鼓励他去探索这个新的兴趣点，他小心翼翼地走了过去。理查德坐在大娃娃的身上，用娃娃的双臂围住自己，再把娃娃手臂上的尼龙搭扣牢牢地系紧。他向后靠在玩具娃娃上，平静地说道："这感觉真好。"他注意到身旁有一条柔软蓬松的毯子，询问治疗师能不能用一下。这是理查德在游戏治疗中第一次主动寻找玩具或道具。他用毯子裹住自己和娃娃，开始哼起一首安静的摇篮曲。在接下来的几次咨询中，这个游戏反复上演，然后开始加入了更多滋养性的玩具。理查德会把他能在游戏治疗室里找到的每一个毛绒玩具都放在娃娃旁边，然后把毯子盖在所有的玩具上，小心地把毛绒小羔羊和泰迪熊也放进毯子下面，他抱着这些娃娃，轻轻拍着它们，让它们安心。每次治疗结束时，他都会哼着同样的摇篮曲，向治疗师道别。

治疗师每四周与两位家长单独会面一次，用来和父母讨论让他们感到担心的事，并为他们提供支持和心理教育，教他们一些建立安全感和与孩子进行联结的养育策略。父母都同意不让他们的法律诉讼干扰理查德的治疗，他们都意识到儿子需要一个安全的地方来处理他的想法和感受。当被问及理查德唱的摇篮曲时，父母俩分享了同一个故事，那就是他的祖母在去世前是如何为他唱这首歌的。他的祖母在家庭中能够起到稳定的作用，她在两人离婚后继续与他们保持良好的关系，并为每一个人提供着接纳和爱的感觉。随着她的去世，理查德父母的关系陷入了痛苦之中，一直持续到现在。

最终，父母双方和理查德都准备好了开始亲子依恋的治疗工作，修复断裂的依恋关系，处理丧失和哀伤的议题。治疗师最初采用的是治疗性游戏（Theraplay™）干预法来提升亲子关系中的滋养、健康的抚摸以及修复依恋损伤。随着家庭对这些经历以及彼此之间的关系变得更加舒适，很明显，亲子之间培养出了一种情绪上的安全感。随着情绪安全感的建立，理查德和他的父母能够探索他因父母的离婚和失去祖母而感受到的哀伤和丧失、愤怒以及受伤。理查德和父亲参与的一项更有力的干预方法是由霍莉·威拉德（Holly Willard）设计的"打造一颗心"。理查德和他的父亲一起制作了一个毛绒玩具，里面有他们为对方写下的爱的信息，在玩具里面放上爱的信息有助于他们在分开时依旧感受到彼此之间的联结。

后来，理查德的行动愈发自然、自在，也会不时笑出声来。他的情绪变得更加活跃，也更加乐于交际。他的母亲报告说，他第一次被邀请到同学家玩。他无论是在学业上还是其他方面，总体上都做得很好，而且看起来也更快乐了。他的父亲报告说，在轮到他照顾理查德的时间里，他俩能够在一起度过更多积极的时光了，理查德会主动地拥抱爸爸、和爸爸一起玩耍，不再像以前那样有所保留。

理查德的父母仍然拒绝一同接受治疗，尽管治疗师提出过几次。他们最终与父母协调员进行了接触，以减少在监护权和计划活动方面产生的冲突，这有助于减轻理查德感受到的压力。两人都承诺不说对方的坏话，也不把理查德当作他们之间的传话员。他们开始使用谷歌共享日历，并在父母协调员的帮助下，以更为有效、健康的方式进行沟通，减少彼此之间的言语对抗和攻击。

实践干预方法

在帮助离婚家庭子女修复因父母离婚而受到影响的关系时，游戏治疗是非常有效的。许多孩子在父母离异后会经历巨大的悲伤、失落和愤怒，游戏治疗可以帮助他们找到表达这些感受的语言，并疗愈他们的感受和经历。

霍莉·威拉德的"打造一颗心"干预法

这一游戏治疗干预方法在帮助父母和孩子修复离婚和分居后的依恋损伤方面非常有效。该游戏治疗技术的目标是帮助人或家庭融入孩子的生活，并且当家人之间隔着一段距离或面对分离时，用来维持家庭成员之间不同程度的依恋。父母和孩子制作一个象征性的表达他们对彼此的爱的爱心，把爱心放在一个毛绒玩具里。这样当孩子要离开父母一方的家去另一方家里，或者父母一方要搬去一个距离较远的地方时，孩子可以将这个玩具带在身边。

　　这种方法可以应用于个体治疗或家庭治疗。在个体治疗中，来访者可以和治疗师分享爱心所代表的他/她对每个人的爱，爱他们身上的一些什么特点。在家庭治疗中，家人会在把爱心放进毛绒玩具之前说出他们对来访者的爱。在初始评估后，这项干预方法可用于任何治疗阶段。

所需材料

　　毛绒玩具

　　两颗或多颗爱心（每人一颗）

　　针线

　　剪刀

　　不可擦记号笔

指导语

　　1. 为儿童来访者提供毛绒玩具。探索爱对孩子和父母而言分别意味着什么，并一起讨论他们对爱的理解和期待。治疗师可能需要向孩子和家长解释，一个人可以爱无限多的人，爱可以大到足以爱很多不同的人，孩子不必选择只爱哪一位家长。在进行这项干预之前，与家长进行讨论，解释这项干预的目的，并得到他们对这一观点和信息的认可和支持，这是非常有帮助的。

　　2. 由治疗师或家长拿着毛绒玩具，在毛绒玩具的缝合处打开一个口子。

3. 使用已经制作好的不同的爱心，请来访者在每个不同爱心上写下所爱的人的名字。然后，孩子可以将每颗爱心放入毛绒玩具的开口中。父母还可以将爱、接纳和支持的信息写在爱心上，并将其放入毛绒玩具中。

4. 将所有不同的爱心装进毛绒玩具里，请父母用针线缝合毛绒玩具的接缝开口。

5. 把毛绒玩具交给孩子，和孩子讨论毛绒玩具是如何把所有爱心都收集在身体里面的，人们的心也足够大，可以把所有的爱都放在里面。你可能会想要讨论一下孩子（以及父母）体验到的想法和感受。孩子可以把毛绒玩具带回家，作为一种提醒以及滋养、安慰和联结的来源。

失去我的弹珠

该游戏治疗干预方法有助于在家庭系统最初经历分离和瓦解后，打开沟通和重新联结的渠道。家庭成员通过游戏一起探索如何用积木的隐喻重建他们的支持系统，一起建造成功、稳定的弹珠轨道——从而识别出重建他们不断变化的关系所需的重要因素。一开始不给家庭做指导，鼓励家庭发挥自己的创意，共同创建一个弹珠轨道。他们必须作为一个团队来决定如何使用所有的建筑材料，来建造一座高塔。通常，初始结构会不太安全、不稳定或容易倒塌。然后，你可以和来访者一起探索，搭建高塔和家庭有什么相似之处，家庭是如何需要适当的支持系统的。对于高塔采用的基座，来访者也可以辨认一下，如果基座的每一块材料都代表家庭所需要的一种情感支持或社会支持，这些支持分别是什么，来自哪里。例如，家庭可能会将其中一种支持确定为"能够谈谈我的感受"或"说出我爱你"。支架就位后，请家庭使用不同的支架重建弹珠轨道。这种干预方法使得家人之间可以一起体验团队合作、一起犯许多错误、一起欢笑，以及一起解决问题。

所需材料

弹珠轨道玩具套装

胶带

记号笔

指导语

1. 为家庭提供一套弹珠轨道玩具和几颗弹珠。一开始几乎不做什么指导，邀请家庭玩一玩弹珠轨道玩具，使用玩具套装中提供的各种材料来建造弹珠轨道。

2. 与家庭成员一起探索，他们喜欢他们建造的结构的哪些方面，以及他们希望有些什么不同之处。让家庭成员把弹珠放在结构的顶部，观察弹珠从滑槽上滚下。

3. 听家庭成员讲一讲他们认为该结构的优点和缺点分别是什么。如果该家庭使用了基座，你可能会想与他们讨论一下，他们是如何做出这个决定的，以及这是否对他们建造的结构产生了影响。如果家庭没有使用基座，与他们一起讨论他们是怎么做出这个决定的，以及他们是否感到或认为这对他们建造的结构的成功与否产生了影响。

4. 与家庭成员一起探讨，家庭就像弹珠轨道一样，也需要基座的支撑来保持稳定。向家庭说明基座部分提供了安全、舒适、稳定和保障。请家庭成员确定在这段变化和调整期间他们需要什么支持，以及他们希望在整个过程中拥有什么样的关系。临床工作者可能需要帮助或提示那些难以识别或说出这些依恋需要的家庭。

5. 在塑料支架上写下（治疗师也可以在包装胶带和玩具零件的胶带上书写）家庭识别出来的各种需要，并请他们建造一个新的结构，使用支架作为弹珠轨道的安全基座。一旦弹珠轨道建成，一家人就可以在轨道上比赛，一起享受参与游戏的乐趣。

家庭的整合

家庭的参与是以依恋为中心的游戏治疗的一个关键成分，由于离婚后家庭经历了多次变化和破裂，为孩子和家庭关系提供安全空间对于疗愈的开始至关重要。当通过依恋的视角观察家庭系统时，很重要的是问问自己，"这个家庭需要些什么？"他们是需要"一起建立联结"，还是需要"分离个体化"？因为家庭可能需要在不同的时间进行这两种依恋行为。通常在家庭单元破裂后，家人需要团结起来，建立联结，以修复依恋的纽带。取决于父母在离婚后维持着什么样的关系，也许每个家庭成员分别参与亲子游戏治疗，而不是整个家庭一起接受治疗是对孩子最有利的做法。然而，如果父母之间的关系健康，可以在彼此在场的情况下进行家庭游戏治疗，那么家庭游戏治疗是非常有益的，可以让孩子和父母双方一起克服离婚带来的哀伤和丧失。

　　临床工作者需要评估家庭成员之间不同的依恋损伤，然后制订临床治疗计划，以处理并帮助修复依恋关系。相关研究一致表明，让父母参与到治疗过程中有助于减轻家庭环境的毒性、改善应对策略，以及改善亲子关系（Diamond & Josephson，2005；Mellenthin，2018）。游戏治疗可以帮助家庭学会以健康的方式解决冲突，重建亲子关系中的信任，并学会将父母作为情感支持的来源，随着安全基地的建立，家庭系统内部的动态平衡就可以得到恢复（Diamond & Josephson，2005；Mellenthin，2018）。

➲ 反思与小结

　　无论离婚时孩子的年龄多大，离婚对所有家庭成员来说都是一段痛苦的经历。这一事件以一种沉痛的方式塑造着孩子的生活和他们对人际关系的期望。孩子体验着，同时也见证着他们的父母如何应对离婚和分居的挑战，在许多情况下，他们会模仿他们所看到的情绪和行为反应。由于离婚对孩子的生活环境和人际关系造成的破坏，许多儿童来访者被转介到心理咨询机构进行治疗。尽管对儿童来访者表达同理心和建立联结很容易，但是也必须邀请父母一起参与游戏治疗。这通常是父母第一次以健康的方式让自己的悲伤和愤怒显露出来。能够发展出内在自我的力量来抱持和尊重孩子的痛苦，对所有家庭成员来说，都会是一种强大的疗愈体验。这就是家庭系统发生持久改变和疗愈的方式及处所，临床工作者需要愿意与每一位父母接触，并尽可能专注于修复和重建孩子与父母之间的依恋。

　　在某些情况下，家人可能永远不会真正地用语言说出这个过程；这是通过游戏的语言来实现的，玩具成了家庭迫切需要的"词汇"。在其他情况下，家庭成员可能会通过游戏治疗的过程来学习如何表达和说出他们的情感体验，也通过游戏治疗的过程来陪伴彼此走完这段疗愈的旅程。然而，在没有父母参与的情况下，这段疗愈之旅只能完成一部分，因为孩子的依恋损伤在亲子之间从未被完全承认和疗愈。在某些情况下，即使治疗师提出建议，并提供所有可用的心理教育，恳切地邀请家长参与，他们仍然会拒绝。重要的是要记住，孩子天然的复原力是一种强大的力量，也要记住，在孩子的一生中还会出现可以获得疗愈的时期，有时候成为孩子的替代依恋对象是游戏治疗师所能做的最好工作。

参考文献

Ahrons, C.R. (2006). Family ties after divorce: Long-term implications for children. *Family Process*, 46 (1), 53–65.

Diamond, G., & Josephson, A. (2005). Family based treatment research: A 10-year update. *Journal of American Academy Child and Adolescent Psychiatry, 44* (9), 872–887.

Mellenthin, C. (2018). *Play therapy: Engaging and powerful techniques for the treatment of childhood disorders*. Eau Claire, WI: PESI Publishing & Media.

Sirvanli-Ozen, D. (2005). Impacts of divorce on the behavior and adjustment problems, parenting styles, and attachment styles of children. *Journal of Divorce & Remarriage*, 42(3–4), 127–151.

doi: 10.1300/ JO87v42n03_08

Steinman, S., & Petersen, V. (2001). The impact of parental divorce for adolescents: A consideration of intervention beyond the crisis. *Adolescent Medicine, 12* (3), 493–507.

第六章

破碎

死亡、哀伤和丧失对依恋的影响

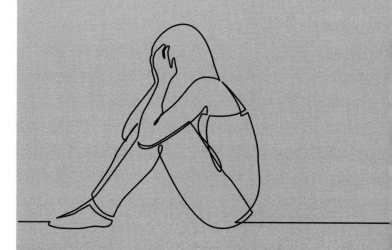

引言

死亡、哀伤和丧失是我们一生中的各种人际关系中常见的经历。大多数家庭都会经历亲人去世的事件，无论是祖父母、姑姑或伯伯、表亲、兄弟姐妹，还是父母。孩子理解这些经历并将其整合进健康的哀伤过程的能力取决于几个因素——孩子的年龄处于哪个发展阶段；孩子与逝者之间的依恋性质；以及父母与孩子、父母与逝者之间的依恋关系的性质。家庭关系可能很复杂，在死亡的情形中也不例外。更为复杂的是，如果孩子在逝者去世期间在场，或是目睹了导致死亡的创伤，死亡的性质会对家庭如何应对死亡和临终过程产生重大影响。这些经历和对死亡的反应有可能在孩子的内心造成复杂性哀伤或创伤性哀伤的反应。所有这些因素都有可能影响依恋的纽带，产生不安全感和矛盾的情感。

文献简述

儿童对哀伤和丧失的感受与成年人不同。儿童对死亡的理解取决于成年人在他们的世界中提供给他们什么样的信息，以及他们的年龄和认知发展的水平。年幼的孩子可能无法完全理解一个人已经死了，永远不会再回来。他们可能会担心他们所爱的人迷路、受伤、饥饿或害怕。他们可能想去找他们，或者相信他们还会活着回来。这取决于孩子和逝者之间的依恋性质，也是理解和帮助他们为哀伤过程做好准备的关键部分。失去父母或照顾者的孩子的反应和失去远房亲戚的孩子大不相同。当一个孩子失去的是父母或依恋对象，那是一种创伤性经历，通常孩子会需要很长时间才能接受已经失去了这个人的现实。

儿童往往会周期性地体验哀伤，随着他们对周围世界的认知、理解和感知不断提升，以及他们对父母是如何应对这种丧失的观察，成长中的儿童通常会多次改变他们对哀伤和丧失的反应及概念。他们也可能会对自己的哀伤情绪产生延迟反应，或者为了保护父母不受他们情绪的影响，而把这些感受全都埋在心里。这在年龄较大的儿童和青少年中尤其常见（Dickens，2014）。

正在经历丧失和创伤的儿童可能难以用语言来表达自己的情绪、想法或感受，从而采用回避的态度，或偶尔流露出些许情绪反应（Stutely et al.，2016）。对年幼的孩子来说，这种情况尤其常见。除了逝者的离去之外，孩子还可能对家庭和家庭环境的变化感到哀伤。在哀伤期间，可能影响家庭环境的因素包括父母中的一方或双方无力接受或拒绝接受死亡，夫妻采用不同的应对策略从而为婚姻带来了压力，以及失去了帮助家庭应对哀伤和丧失的支持系统（Dickens，2014）。当父母或照顾者无法做到在情绪层面陪伴孩子，日常生活的结构缺乏一致性，以及缺乏对孩子日常生活习惯的培养时，可能会导致孩子感到困惑、有一种不确定感，这可能会让孩子的哀伤过程变得更为复杂，并影响他们的安全感和情感依恋。孩子也可能会体验到恐惧感——害怕父母会死去，担心父母沉浸在哀伤的情绪中时无法照顾自己或忘记自己，担心安全感的丧失，他们还可能担心自己也会死去（Smith，1991）。

当孩子感到害怕或感到不安全时，他们会自然而然地采用依恋寻求行为，包括从父母那里寻求安慰和安全感。取决于从父母那里得到什么样的反应，父母是否对孩子的反应不敏感或前后不一致，孩子要么感到安慰和安全，要么会增加不确定感和失调感。处于哀伤和／或创伤反应中的父母，在最开始的时候可能没有情绪能力去满足孩子的依恋需要，因为他们也被痛苦的感受压垮、吞没了。对于曾经经历过未解决的哀伤或创伤性哀伤的父母来说，这种新的丧失可能会将所有旧的哀伤、失落和愤怒情绪重新唤起，再次回到这些感受最初出现时的强度水平，导致父母做出一些不可预测的行为，这就可能导致他们的孩子产生复杂性哀伤反应、恐惧感和不安全感。

复杂性哀伤（complicated grief）的特点是无法接受死亡，否认和避免与死亡有关的提醒，非理性地渴望与逝者在一起，以及持续出现有关逝者的闯入性念头（Dickens，2014）。正在经历复杂性哀伤的父母除了体验到这些症状之外，或许还会在想起逝者时感到极度痛苦，要求家人不要以任何方式谈论逝者或他们的死亡，照顾自己和他人的能力受损，感受到严重的分离痛苦（Mancini & Bonanno，2012）。例如，失去某个孩子的父母可能需要他们幸存的孩子晚上和他们一起睡觉来获得安慰和安抚，亲子之间的角色发生颠倒，父母将这些对安抚的需要和期待投射到孩子身上。接着，孩子承担起了照顾父母的角色，成为父母的主要依恋对象。在家庭中，明确提出的规则和从不明说的"规矩"都存在，比如逝者的名字永远都不会被提及，或者家庭成员要"坚强一点"或"克服这些感受"，不可以表达悲伤、哀伤和丧失的情绪或感受。

我们需要认识几种重要的复杂性哀伤亚型，因为每种亚型都会直接影响家庭的功能和亲子之间的依恋。"延迟性哀伤（delayed grief）"典型的反应是，哀伤在死亡发生后的几周、几个月甚至几年后才出现。虽然发展上而言，这对儿童和青少年来说是一种适应性的哀伤反应，但它往往会让父母措手不及，在父母没有准备好再次经历强烈的悲伤时感到应接不暇。对儿童来说，当他们觉得父母能够忍受或处理自己的巨大情绪感受了，当生活已经进入"新的常态"，父母在情感上有能力承接他们的时候，他们的哀伤反应就开始了。当父母表现出延迟性哀伤的症状时，这对家庭系统来说可能非常具有挑战性，因为这会使系统陷入休克，往往会令家庭回到最初经历丧失时的情绪强度。

"缺席的哀伤（absent grief）"是指哀伤的感受被压抑、否认，或者没有出现任何有关哀伤的外部症状，观察不到哀伤过程的外部迹象（Noppe，2000）。这与回避型依恋类似，也许个体的内心存在着心理上的痛苦，但在情感或行为上几乎没有表现出任何外在变化。家庭中可能存在着一些表达情绪和感受的"规矩"，或者只有表达某些情绪是合适的，比如只允许或接受正面的情绪，男孩不可以哭，一切都"很好"。经受创伤的儿童也可能会经历这种哀伤缺席的现象，因为他们承受情绪和压力的能力已经不堪重负。在失去控制的情况中，所发生的事情已经触发或重新触发了个体的创伤症状，这种对哀伤的否认是一种对掌控感的需要的表现。处于这种情况下的孩子也可能发展为"创伤性哀伤（traumatic grief）"，在这种情况下，除了未解决的哀伤之外，孩子还会经历复杂性创伤后应激症状。

"未解决的或慢性哀伤（unresolved or chronic grief）"是指哀伤绵延不断、持续存在、无法完成（Noppe，2000）。父母或孩子无法从失去的关系中恢复过来，无法化解他们的痛苦，也无法将逝者已经离去的事实整合到他们的日常生活中。他们仍然停留在绝望的即时依恋反应中，停留在想要重新建立与逝者的亲近感的依恋目标中（Field，2006）。例如，这可能表现为父母每天都去探望死去孩子的坟墓，以确保孩子知道他们关心他，担心逝者是否寒冷或饥饿，仿佛他们还在世一般用现在时的语言谈论他们，甚至在某些极端情况下，相信逝者仍然活着。如果父母无法化解自己的哀伤，孩子就无法化解自己的哀伤。研究表明，过去曾经经历过"未解决的哀伤"的父母，往往会和自己的孩子形成一种混乱型依恋模式，因为他们无法管理自己的情感和情绪反应，从而在养育孩子和与孩子互动时对孩子做出令其感到害怕的反应。在这样的情况下，父母既是恐惧的来源，又是孩子抵御恐惧的途径。

未解决的哀伤也可能源于孩子与逝者的关系中遗留下来的创伤。当孩子和逝者之间存在一些"未完成事件"，而且逝者永远不必再为儿童遭受的创伤负责时，虐待的受害者就可能会对逝者及其当前生活中的关系产生强烈的愤怒和暴怒（Field，2006）。当施暴者（可能同时也是家庭成员）死亡时，虐待的受害者也会感受到一种矛盾心情，既感受到了松了口气、可以解脱了，同时又有哀伤。他们也会因为这种解脱感而感受到强烈的羞耻感，因为这种感受往往是不为人所接受的，很少有人会在谈到亲人逝世时说自己感觉松了口气。而这恰恰是照料者和家庭成员中常见的反应，因为他们曾长期照顾患有慢性疾病的家庭成员，目睹他们所爱之人的身体和精神状况恶化。

健康的哀伤的一个关键部分，是在亲人去世后修复、恢复父母与孩子之间的依恋和联结。孩子对爱和归属感的内部工作模型引导他们理解丧失，回应丧失，并最终将他们经历的丧失整合到生活叙事中。在丧失发生之前依恋的品质如何对于理解和滋养也很重要。一个有安全感的孩子在亲人死亡之后仍然会体验到一些恐惧和不安全感，这在发展上是相符的。而且，孩子不需要与自己的情绪脱离，或者隔离自己的哀伤，因为父母有能力抱持和理解他们，在整个哀伤过程中陪伴、滋养、守护他们。

在死亡发生前存在不安全型依恋或矛盾型依恋的家庭中，父母在哀伤期间满足孩子依恋需要的能力可能很有限，要么是因为父母自己也在回避那些情绪，要么是他们被自己的哀伤和丧失感所压倒，于是孩子不得不自己照顾自己。在治疗中促进联结和同频对于开始修复和创造家庭中的安全感至关重要。临床工作者可能还需要与孩子的父母单独会面，帮助他们学习以依恋为中心的养育技巧、学习反映性倾听技巧和调节情绪的技巧。

实践干预方法

哀伤过程需要时间才能让人慢慢度过。过去人们认为，当个体可以在情感上与逝去的亲人"分离"，停止对他们的渴望或想念时，疗愈就发生了（Field，2006）。而在当代心理健康理念中，我们已经认识到，并不需要对逝者的离开所带来的感受加以隔离或分隔，而是寻求如何将故人已逝的事实融入平常的生活中，融入我们的生活叙事中。这有助于我们成功地度过哀伤过程，从而为我们的生命体验创造出连贯的叙事。

亲人去世后，丧亲之痛可能持续长达两年。在与儿童和家庭一起工作时，家庭系统内哀伤的复杂性甚至会为最有经验的临床工作者带来挑战。由于幼儿的发展性特点，临床工作者在处理哀伤问题时需要灵活变通。许多儿童缺乏表达想法和感情的语言能力，在游戏治疗中使用创造性干预已被证明是一种有效的治疗方式（Stutely et al.，2016）。这有助于促进儿童健康的控制感，因为他们可以通过艺术、沙盘、假装和游戏等各种途径来选择自己的"语言"。研究已经证明了各种游戏治疗模式和干预方法在治疗哀伤和丧失方面的有效性。

一些表达性艺术干预方法，如《我的多姿多彩工作手册》（*My Many Colors of Me Workbook*；Mellenthin，2014），就可以帮助促进儿童和家庭的情感语言的发展，当儿童所经历的强烈情绪和身体上的不适难以用语言来表达时，该方法可以帮助他们识别自己的身体是如何表达情绪的。通过艺术创造，孩子得以理解他们在自己的生活故事中所体验到的各种不同的情绪感受。允许孩子创作"回忆之书"或者用拍照或绘画的方式来纪念逝者，也是一种非常有效的方式。

当临床工作者开始对学龄儿童进行以依恋为中心的家庭哀伤治疗时，也可以将阅读疗法纳入治疗实践中，用儿童书籍来提升同理心和理解力，增加父母和孩子之间的滋养。治疗师可以邀请父母为孩子朗读（如果合适），或是提供一些柔软、舒适的座位，让他们在读书时可以在靠在一起休息放松。治疗师也可以用这些书里的内容作为提示，帮助家人制作沙盘，或使用某种表达性艺术干预方法，在艺术作品中呈现他们的感受，表达生活中经历的这场丧失对他们来说意味着什么。一些儿童读物，如梅姆·福克斯（Mem Fox）的《强硬的鲍里斯》（*Tough Boris*）、帕特·施维伯特（Pat Schwiebert）和查克·德克林（Chuck DeKlyen）的《眼泪汤》（*Tear Soup*），以及奥德丽·佩恩（Audrey Penn）的《切斯特浣熊和充满回忆的橡子》（*Chester Raccoon and the Acorn Full of Memories*），对于帮助处于哀伤过程早期阶段的家庭尤其有益。

对于以下每一种游戏治疗干预方法，游戏治疗师都可以将其用于个体、团体、家庭和亲子治疗。重要的是要记住，当孩子经历哀伤时，他们会体验到巨大的情绪，有时就需要"巨大的游戏"，用全身运动来释放哀伤的能量（Smith，1991）。还可以将家庭推荐给一些哀伤支持小组，如多吉中心（Dougy Center）等，作为对心理治疗的补充，这样的支持小组可能对家庭非常有益。

哀伤毯

哀伤毯是表达性艺术治疗的一种干预方式，可以帮助孩子和家庭理解他们在哀伤过程中的各种情绪。虽然许多人都熟悉愤怒、否认、悲伤和绝望这些典型的哀伤反应，但失去亲人的家庭也可能同时经历着无数冲突的情绪，这些内心的冲突会带来混乱的体验。如果不加以处理，这些感觉可能会让已经被削弱的依恋关系和安全感进一步受损。在这个活动中，父母和孩子先制作各自的小方毯，然后家庭成员将它们粘在一起，制作一张大的纸毯子，以此来容纳和尊重他们各自所有不同的情绪和自我部分，用这张毯子象征他们一起度过的疗愈之旅。使用某种艺术创作的媒介是很有益的，比如水彩或蜡笔，用颜料来探索创作绘画作品时的混乱和不完美，以此来象征哀伤体验的过程，因为哀伤也是一个混乱的过程。家庭成员在一起就哀伤的体验一起工作时，可能会是一个非常有力的比喻。同样重要的是，要与家庭成员一起讨论他们在这个过程中的体验，把重点放在家庭成员一起进行创作时的个人过程和集体过程上，而不要把重点放在讨论创作出来的成品上，同时也允许这个过程中的个体化。

所需材料

白纸

水彩颜料或蜡笔

胶带

指导语

1. 探索来访者熟悉的各种感受和情绪，以及他们目前体验到的感受。情绪图表可能会有助于帮助他们识别令他们感到困惑的情绪，或那些他们不知道该如何清晰表述的情绪。

2. 与你的来访者探讨，一次只感受到一种情绪是不可能的，在修通哀伤和丧失的过程中，可能会同时感受到几种不同的情绪，这很常见也很正常。让你的来访者回想一下，识别出他们在想到逝者时会体验到的四种不同感受。

3. 给每位来访者一张白纸，并请他们将其折叠成四等分。你可以让他们把纸对折，然后再对折一次。打开纸，这样就能够看到纸上的四个方块了。

4. 在每个方块中，来访者画一幅画来代表他们现在感受到的一种情绪。如果他们说"我不知道我现在是什么心情"，那么就请他们画下这种不知道是什么心情的感觉。

5. 你可能想讨论创作水彩画的过程中孩子和大人体验到的任

何挫折感或困难，同时允许这些作品看起来或感觉上不"完美"，因为哀伤正是一个混乱的过程，我们的情绪感受也是如此。

6. 当所有家庭成员都完成了他们的画作，你可能会想与他们一起来讨论每个家庭成员所创作的画作，那些画分别代表什么样的心情和情感。认可每个人的感受是很重要的，并且要向他们解释，每个人对哀伤过程的体验各不相同，这是正常的，感受没有对错之分。

7. 作品晾干后，小心地用胶带将它们粘在一起，拼成毯子的样子。家庭可能会选择在整个哀悼的过程中持续创作这张毯子。继续制作毯子里的"小方块"有助于了解和尊重家庭成员在哀伤的不同阶段感受到的不同情绪，因为随着治疗的展开，情绪发生变化是很常见且健康的。家庭成员可以把制作完成的毯子当作一件美丽的礼物带回家，用这幅作品来代表他们一起经历的疗愈之旅。

蝴蝶之吻

对儿童和成人来说，因为死亡而失去亲人是一段非常艰难的经历。在哀悼去世的亲人时，渴望与逝者再次接触、再次与他们亲近是很常见的情况。这就是为什么哀伤和丧失如此令人痛苦，因为这种对所爱之人的渴望和渴求无法得到回应，这些依恋需要无法再次从那个人那里得到满足。通过创造这种情感体验的外在隐喻，个体能够开始找到表达这些强烈情感的语言，并开始理解他们的失落感。在这种创造性的干预方式中，父母和孩子可以一起制作蝴蝶来象征对逝者的思念和渴望。蝴蝶长久以来都被人们视为哀伤之旅的象征。有些人认为蝴蝶代表死后的生命，或者是爱人的信使，提醒人们他们在日常生活中的存在。还有一些人则认为它是生与死的灵性象征。重要的是询问来访者，他们是否对此有任何特殊的信仰，以及他们对死亡与临终的个人理解和信念。家庭可能会选择用蝴蝶给爱人写信，想象这些蝴蝶能够成为"信使"，把信息传递给他们所爱的人。

所需材料

咖啡滤纸

喷水壶

水彩画颜料

水彩画笔

烟斗通条

指导语

1. 给每个家庭成员一张全新的咖啡滤纸。请他们把纸抚平，做成一张饼的样子。

2. 指导每个人用水彩颜料把想念逝者的感受画下来。给来访者充足的时间来一起创造和讨论他们在想念逝者时的情绪或想法。

3. 轮流往滤纸上喷水直到纸张湿润，观察水彩颜料的颜色是怎么彼此融合的。你可能想解释一下，蝴蝶是如何隐喻哀伤的。治疗师可以这样说：

蝴蝶需要很长时间才能成长。它最初是一只小毛毛虫，每天都要挣扎着渡过各种难关，找到好吃的食物和安全的地方睡觉。一旦它长到足够大，它就会在身体的周围结茧。茧在毛毛虫蜕变时保护它。有时候，我们的哀伤就像茧一样缠绕着我们。我们很难相信是否真的有人能够理解想念一个死去的人是什么感觉，他们也许很难真的理解失去亲人带来的哀伤和痛苦有多深。你可能想在自己周围筑起一堵墙，保护你的心不受伤害、不再悲伤。这在体验哀伤的过程中很常见。当蝴蝶准备好了从茧中出来，它就必须奋力挣扎，才能冲出它筑起的墙。这不是一个容易的过程！这就像我们对哀伤和丧失的感受所做的工作一样，也是不容易的！然而，一旦蝴蝶挣脱了束缚，它就可以展翅飞翔了！有一些人认为蝴蝶是希望和疗愈的象征。还有一些人认为蝴蝶可以成为你和所爱的人之间的信使。你所爱的人已经去世，你真的很想念他／她。你可以自己来决定蝴蝶对你来说意味着什么，以及你希望它代表什么，没有对错，也许它对你来说一点意义都没有，那也可以！就像蝴蝶一样，终有一天你会感到自由，而不必继续背负着所有沉重的感觉。随着你持续不断地从哀伤的过程中恢复，你的心可以再次从你所经历的伤害和痛苦中解脱出来。

4. 等滤纸干燥之后，指导来访者将纸张一前一后折叠成扇形。给每个人一根烟斗通条，请他们将其对折。捏住滤纸的中间部分，用烟斗通条绑在手捏住的位置上，留出一些烟斗通条多余的部分，让它在尾端形成触须的样子。

5. 如果来访者愿意，他们可以在蝴蝶身上写下一些希望的话语或他们想要传递给所爱之人的信息。他们可以把蝴蝶挂起来，来提醒他们疗愈会发生的。

案例研究

詹姆和托德

詹姆是一个4岁男孩，在他同卵双胞胎兄弟托德经历了创伤性死亡后，他被转介来接受游戏治疗。詹姆在托德半夜因病去世时就在他身边，当时他被弟弟艰难而吃力的呼吸声吵醒。他向父母呼救，当他们睡意蒙眬地走进孩子们的房间时，起初并没有意识到托德健康状况恶化的严重性。父母先试着让孩子们平静下来，几分钟后他们拨打了紧急医疗电话，因为很明显托德处于巨大的痛苦之中。詹姆有关托德的最后记忆是，有人把他（詹姆）送到隔壁卧室，他看到推着大床的大个子男人带走了他的弟弟，在那以后他就再也没见过弟弟。父母没有告诉詹姆，托德已经去世好几天了，因为他们无法忍受告诉活下来的孩子他们的另一个孩子已经死了的痛苦，也无法忍受不得不向活下来的孩子解释死亡的原因。在发生了夺走弟弟生命的那一次紧急状况之后，詹姆就被送去了祖母家。一周后，他的父母来接他，告诉他托德已经去世，并解释说托德被送往医院，那里有一台机器帮助他呼吸，直到他的身体无法自主呼吸为止。他的父母已决定火化尸体，并且已经完成葬礼安排。詹姆参加了葬礼，但是因为他在整个葬礼过程中"难以控制"、极度活跃，不得不被祖母提前带回家。

在初次治疗时，詹姆的母亲报告说，他容易在毫无征兆的情况下做出愤怒、攻击的行为。詹姆在一天里的情绪往往波动很大，从破坏性的愤怒到歇斯底里的哭泣再到失控的大笑，她担心他会意外伤害妹妹，妹妹还是个小婴儿。她还透露，詹姆整天都会和他想象中的朋友托德说话，告诉他每天发生的事情，用食物招待他，并把愤怒的爆发归咎于他；晚上，詹姆会在睡觉的床上为托德腾出一个空间。他还会告诉父母"真正的托德"是如何隐身行动的。尽管父母理解詹姆的哀伤，但是"听到"还在世的儿子与死去的儿子对话交流，仍然让他们感到很不安和不适。

鉴于詹姆的年龄，我们认为以儿童为中心的游戏治疗是处理他的创伤性哀伤最合适的临床方法。詹姆喜欢游戏治疗室，也很容易与他的治疗师接触。他表现出很高的语言能力和智力。他很快就开始挑出军人和医院主题的玩具来玩，并且开始反复玩一个主题——当一个婴儿人遇被拿走时，军人挡住去路并喊道："他再也不会回来了！"军人会与任何试图保护婴儿、不让婴儿被带走的人进行战斗或威胁那个人。詹姆慢慢开始改变他玩的"游戏"，他把孩子藏起来，需要帮助才能找到孩子。他的父母也开始参与游戏治疗，并且对这个新游戏非常接受。他会指示他们往高处找，他自己拿着放大镜在地板上爬来爬去，寻找失踪的婴儿。最后，他宣布："伙计们，我们今天已经尽了最大的努力，但还是找不到孩子。你们只能下次再回来看一看。"他用自己的方式巩固了父母的参与，他需要掌控自己的恢复过程。在接下来的几周里，他和父母继续着这个游戏主题。他的父母开始使用反映性陈述，比如当詹姆说"找不到我们要找的人真的好难受"时，父母向他重复这句话。他们开始在游戏治疗接近尾声时通过身体的抚触来滋养詹姆。詹姆会把头枕在母亲的腿上，把腿和脚搁在父亲身上。父母也会搂着他，把他眼睛旁边的头发拨到一边，安抚儿子，帮助他平静下来，为他提供共同调节情绪的体验。

几周后，在游戏治疗中，他请父母去他放置婴儿的位置找一找，然后兴高采烈地喊道："你们找到他了！你们找到他了！"我们决定一起来庆祝这场胜利。詹姆拿出了道具食物和菜肴，并精心策划了一场盛宴。他给每个人发了一顶盛装帽子，让大家戴上，显得很"别致"。当他们吃饭时，他只是简单地说道："我真希望托德也在这里。"然后开始小声哭了起来。他的父母抱着他，轻轻摇晃着他，让泪水流淌，认可他的哀伤和丧失感。詹姆问父母他们是否想念托德，他们能够一起分享想念儿子和弟弟的哀伤，以及因托德去世而带来的所有变化。随着时间的推移，詹姆和他的父母能够修复他们关系中的依恋创伤，重建信任和安全感。詹姆的游戏主题是寻找并接近婴儿失踪的地方，这一主题在本节治疗结束后发生了变化，因为他和父母能够以健康、情感上有联结的方式来一起体验哀伤了。他的创伤症状逐渐减轻，几个月后，詹姆成功结束了治疗。

瑞贝卡和埃德加

瑞贝卡和埃德加是小学阶段的孩子，在他们的父亲意外死亡后，他们被转介来接受游戏治疗。他们的父亲死于一场极限运动事故，当时他们也在现场，并且目睹了悲剧的发生。他们的母亲报告说，两个孩子处理这一创伤体验的方式截然不同。瑞贝卡变得非常内向，除了母亲和哥哥之外，她几乎不再与任何人说话，与她一直亲近的朋友和大家庭成员都被她隔绝在外。她很少哭或表达感情，但是一旦她哭了，她的眼泪就控制不住。母亲报告说，事故发生后，埃德加在玩游戏时变得非常有攻击性，会一次又一次地使劲砸玩具。他最近对瑞贝卡和母亲也变得很有攻击性，任何人如果挡了他的路，他都会愤怒地尖叫、踢打。由于母亲和父亲在婚姻关系中经历了严重的家庭暴力，所以当她遭到小儿子攻击的时候，她体验到了极为创伤性的感受。父母在事故发生前不久已经分居，孩子的母亲报告说自己经历了极其矛盾的心情，从绝望和悲伤，到解脱和自由，这也令她为自己的感受感到极其羞愧。

我们认为，灵活的治疗方法对孩子和母亲都是有益的。母亲接受个体咨询，不仅是为了她所经历的哀伤和丧失，也是为了解决在此之前她与丈夫之间的情感创伤。孩子们则交替接受以儿童为中心的游戏治疗和个体治疗，以解决他们目睹父亲死亡时所经历的创伤。在这段时间里，这家人还参加了每月一次的家庭游戏治疗，直到母亲感到她做好了每周参加游戏治疗的心理准备。

随着时间的推移，这个家庭开始进入了主要以家庭游戏治疗为重点的阶段，在家庭游戏治疗中，他们专注于一起针对哀伤展开工作。在一次游戏治疗中，治疗师拿出一个大锅和一个长木勺，以及玩具蔬菜和水果。她让母亲和孩子们一起大声朗读《眼泪汤》绘本。当他们翻开书本学习如何制作眼泪汤时，治疗师时不时地请他们停下，邀请每个家庭成员一起谈谈他们会如何制作眼泪汤，并探索所需的材料——快乐的记忆、悲伤的记忆、害怕的记忆、有趣的记忆、疯狂的记忆，以及他们不愿经常想起的记忆。然后，孩子们和母亲轮流往大锅里加入一种配料，搅拌到刚刚好的程度。他们在这个过程中探索了关于父亲的各种回忆，父亲去世前的生活，以及他们现在的生活——正在学习如何应对父亲的去世。在治疗结束时，治疗师鼓励家人在一周内一起参与一项有趣的活动，好让他们更多地感受到彼此之间的联结和亲密。从几周前起，孩子们就已经开始了这个告别仪式。

在接下来的一次治疗中，埃德加和瑞贝卡跑进游戏治疗室，大声喊道："我们做了真正的汤！而且味道很好！我们甚至不需要用眼泪！"他们和母亲一起解释说，他们觉得在"做汤"游戏结束后一起烹制一锅汤是一件很有趣的事。母亲教孩子们怎么切碎蔬菜，怎么撒上不同的香料和调味品，用一个大木勺在锅里搅拌，然后一边炖汤，一边自然地谈起父亲，谈起他们错过的父亲的各种不同的样子，以及他们没有错过的部分。孩子的母亲表示，这是他们第一次做到在没有情绪崩溃或行为不当的情况下谈论孩子的父亲。

这家人开始了每周五晚上一起煲汤的传统，这成为他们疗愈创伤和建立联结的一个不可或缺的部分。在治疗中，孩子们和母亲一起开始整合父亲的不同部分，并开始理解他们各自的感受。在游戏治疗中，孩子们可以在他们的安全空间里表现出他们所有各不相同的担忧、信念和恐惧。随着时间的推移，母亲也得到了赋能，开始相信自己是有能力的。随着她建立起了内在自信，她对养育孩子的信心也增加了，她设定和维持边界、明确表达期望的能力也增强了，并且能够做到在情感上陪伴孩子们、和他们在一起。孩子们对母亲在情感上、身体上保障他们安全的能力有了信心。随着他们彼此之间依恋的加强，适应不良的应对策略逐渐消失。在治疗快结束时，瑞贝卡说："我感觉自己焕然一新，因为现在的我感觉很快乐，但我的心里仍有一部分感到悲伤。有时候感觉像是一块石头堵在那里，但它不是一块大岩石，更像一块鹅卵石。我并不总能感觉到它，每当我想起爸爸的时候，心里就会感到一阵疼痛。"

家庭的整合

在为孩子进行治疗、疗愈哀伤时，让父母参与治疗过程并最大限度地发挥亲子依恋极为重要。只有通过疗愈依恋的损伤，恢复家庭系统中的信任和安全，孩子才能真正从哀伤中恢复过来，并修通哀伤。父母可能无法理解孩子感受到的痛苦程度，也无法意识到孩子所经历的创伤程度，其中一部分原因在于他们自己的创伤、哀伤和丧失感（Dickens，2014）。他们可能还不想谈论逝者，部分原因是担心这会让自己的情感体验变得更加困难。然而，不谈论"游戏治疗室里的鬼魂"的家庭有可能会被困在哀伤中动弹不得，被痛苦的情绪持续搅扰。这会让家庭陷入情感的痛苦之中，令他们无法继续前进，无法开始创造新的记忆、建立关系，也无法为自己的故事找到合适的语言和词汇。很显然，随着孩子与父母一同进步，加强安全感和依恋是治疗的重要组成部分。

当死亡或创伤性事件导致家庭系统内的依恋发生破裂，例如失去主要的依恋对象、照顾者、兄弟姐妹，幸存下来的家庭成员来到一起，在他们的疗愈过程中一起找到有意义的联结点是至关重要的。尽管这样的事件可能会导致一些人经历未解决的哀伤，尤其是在与逝者的关系中曾经发生过虐待的情况下，但是孩子或幸存下来的父母和兄弟姐妹仍然有着满足和提供依恋的需要。虽然在疗愈逝者离开带来的哀伤、修复和加强活着的家人之间的依恋纽带、为孩子提供一个可以"被看见"的地方来体验安全感、抚慰伤口方面仍有"未完成的工作"，但是孩子是可以更成功地适应家庭系统的变化的。当孩子得到这些支持时，孩子和家庭就会找到必要的内部资源，不仅可以用来修通他们的哀伤，也可以修复他们所经历的创伤。

⊃ 反思与小结

　　哀伤和哀悼是一个持续性的转化、重组和整合的过程，而且往往以非常个人化和人际化的方式进行。修复家庭系统内部的依恋纽带是疗愈和重建受损关系的一个关键方面，在家庭内部建立情感安全是一个重要的治疗考虑因素。将对家庭的整合融入孩子的治疗中，可以协助健康的哀伤过程的展开，促进其所需要的疗愈和成长。邀请家人分享他们的哀伤，而不是彼此疏离、隔绝自己的感受、与亲人渐行渐远，这也有助于建立一个更加牢固的家庭基础，从而带来创造联结、信任和亲密的机会。当语言无法充分解释一个人在整个哀伤过程中感受到的痛苦时，游戏治疗为孩子和父母提供了一种表达自己的方式。

参考文献

Dickens, N. (2014). Prevalence of complicated grief and posttraumatic stress disorder in children and adolescents following sibling death. *The Family Journal: Counseling and Therapy for Couples and Families, 22* (1), 119–126.

Field, N.P. (2006). Unresolved grief and continuing bonds: An attachment perspective. *Death Studies, 30* (8), 739–756. Doi: 10.1080/ 07481180600850518

Mancini, A.D., & Bonanno, G.A. (2013). The persistence of attachment: Complicated grief, threat, and reaction times to the deceased name. *Journal of Affective Disorder*, 139, 256–263.

Mellenthin, C. (2014). *My many colors of me workbook.* Salt Lake City, UT: Amazon Publishing.

Noppe, I.C. (2000). Beyond broken bonds and broken hearts: the bonding of theories of attachment and grief. *Developmental Review, 20,* 514–538. doi: 10.1006/drev.2000.0510

Smith, I. (1991). Preschool children "play" out their grief. *Death Studies*, 15 (2), 169–176. doi: 10.1080/07481189108252421

Stutely, D.M., Helm, H.M., LoSasso, H., & Kreider, H.D. (2016). Play therapy and photo-elicitation: A narrative examination of children's grief. *International Journal of Play Therapy, 25* (3), 154–165.

第七章

天各一方

分离对儿童和家庭的影响

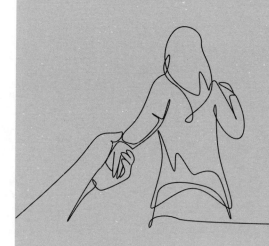

引言

分离和团聚是人际关系中的自然组成部分。我们学会了有规律的相互问好和道别，每天也会经历很多次问好和道别。我们在关系中创造仪式，帮助我们应对远离所爱之人时所经历的分离痛苦。家庭单元经历着改变家庭结构和系统的自然转变。孩子长大成人后会离开家庭，父母可能会分居或离婚，在这些情况下，父亲或母亲可能无法始终如一地定期看望孩子，或者在有些情况下，父母中的一方几乎完全脱离了家庭关系（详见第五章）。父母可能会被长期派遣，或者经常出差。父母中的一方可能选择独自移民，以便寻求更好的机会来照顾家人，而将子女和伴侣留在祖国。父母也可能遭遇被监禁或驱逐出境的情况。

每一次分离都会改变家庭结构、角色、关系和家庭惯例。正如前几章所讨论的，父母和孩子之间依恋关系的质量会在他们处理分离期间的痛苦时表现得尤为明显。每一种生活状况以及这些事件对儿童和家庭的有害影响，都能独立成篇、撰写成书。本章的主旨在于简要介绍每种类型的分离，并以更概括性的依恋术语进行阐述。

文献简述

几十年来，研究人员一直在研究儿童与父母之间突然的长期分离对儿童在情绪、神经生物学和生理学上的影响，此类研究可以追溯到 20 世纪 30—40 年代，当时约翰·鲍尔比首次在医院和护理中心开始了对幼儿的观察和治疗。在当时那个历史时期，专业人员普遍的习惯是拒绝父母进入医院病房探视，或者在孩子接受医学治疗的过程中只允许父母短暂陪伴。研究发现，当这些儿童与主要依恋对象长时间分离，他们会经历几个阶段的依恋寻求行为，包括抗议、绝望、听之任之。起初，孩子会难以控制地发怒、尖叫和哭泣。绝望感很快接踵而至，孩子最终哭着入睡，或变得安静、昏沉、萎靡不振，当他们开始接受自己所爱的人不会在他们痛苦的时候回来安慰他们时，他们开始听天由命、社交退缩。在孩子出院后，许多父母报告说，他们的孩子出现了明显的情绪化、害怕一个人独处、睡眠障碍以及更为强烈的恐惧反应（Bowlby，1978）。

正如安斯沃思在陌生情境实验（Ainsworth et al.，1978；Bryant et al.，2017）中所观察到的，如果分离发生在某个创伤性事件期间，或者如果孩子和父母之间原本就存在不良的依恋关系，那么无论是短期分离还是长期分离，都有可能带来有害影响。在创伤性事件或压力事件中，孩子会寻求接近他们的依恋对象，依恋对象可以确保孩子的人身安全，让他们得到情感上的安慰和安抚，知道自己并不孤单。当父母或依恋对象因意外事件或突然分离而无法陪伴孩子时，孩子最初可能会感受到痛苦的加剧，调节体验和情绪、管理痛苦的能力也会受到很大影响。这些经历容易造成长期后果，包括孩子发展出混乱型依恋模式、社交和情绪调节技能较差、面临更高的心理健康障碍（包括创伤后应激障碍）风险以及适应困难（Gallagher et al.，2016）。

目前的研究记录了孩子与父母长期分离后，在以下行为和认知表征方面发生的具体变化：与父母重聚时无法认出父母，哭闹，恐惧，焦虑，紧贴，以及不信任、紊乱的行为（Allen, Cisneros, & Tellez，2013；Barker & Berry，2009；Dreby，2015；Gallagher et al.，2016）。无论是在分离还是重聚期间，这些都会给养育子女、建立联结带来重大挑战。此外，父母在团聚时可能会感到被孩子拒绝，这可能会进一步造成依恋损伤，因为父亲或者母亲可能幻想着和孩子快乐团聚，期待着问候和回到他们所爱的人身边。令人感到难过的是，这种满怀期待后的失落与幻灭感可能会导致父亲或母亲对孩子采取拒绝的态度，因为父母可能会感到受伤、深深的失望和困惑不解。

如果家人的分离是提前安排好的、有计划的事件（如军队部署或频繁出差的情况），家人就有时间制订情感支持计划，包括在分离期间如何照顾孩子，提前安排告别仪式，并为未来的团聚做计划。虽然这并不能抵消暂时分离的影响，但这给了家人坚持下去的希望，因为他们知道分离的悲伤不会永远持续，他们在将来的某一天会重聚。此外，能够利用互联网（如各种视频聊天工具）来维持亲近感的家庭，在远离家人时可以更好地应对分离，因为联结中断和隔离的感觉大大减轻了。使用网络和科技来增加同频的体验会有助于加强分离带来的紧张的依恋关系。

目前，美国有 140 万名儿童的父母在军队服役，其中 40 万名儿童的父母是现役军人（Barker & Berry，2009；Creech et al.，

2014）。过去十年来，有关反复的军队部署、驻地调动对家庭生活影响的研究表明，军队部署可能会对孩子的父母和／或照料者，以及孩子的神经－生物－心理－社会发展造成严重的破坏、带来高度的痛苦。随着婚姻中的压力、养育子女的压力的增加，孩子感受到分离、创伤和焦虑的风险也会增加。幼小的孩子经常会反复询问这些问题：他们的父母在哪里，什么时候回家，父母现在是活着还是死了。虽然这些是正常的儿童行为，但可能会给独自在家养育孩子的那一位家长带来巨大的压力，因为他们自己也正在为类似的恐惧和担忧而挣扎，同时还要平衡单亲养育的压力和感到自己被抛下的感觉。家人可能会采用适应不良的应对策略来应对这些恐惧和感受，例如拒绝谈论在军中服役的那位家长、麻痹自己的情感或冲动行事。研究表明，随军调动父母的孩子经历着更高程度的外化和内化行为、更频繁的就医以及更多的虐待（Creech et al., 2014）。

治疗师与已经或正在经历随军调动或现役军人的家庭进行工作时，要帮助他们学习如何在分别之前，以及在实际分开的整个过程中谈论并处理自己的恐惧和担忧。这一点非常重要。为父母提供心理教育，让他们了解随军调动对孩子和伴侣的影响，这也是有益的。帮助随军调动的那位家长了解沟通的重要性，如果有可能，及时向家人通报他们的安全，这可以减少他们自己的压力以及与家人分离的感受。设置日历或倒计时，用来记录距离父母回来还有几天或几周，这有助于孩子理解父母的缺席，同时也提供了一个有形的视觉上的提醒，让他们知道这样的分离不是永久的。一些家庭发展出了告别仪式，比如"一天一个吻"，父母提前为孩子准备好一大罐"好时之吻巧克力"：每天，孩子都会得到不在家的那位家长给他们的一个"吻"，在享用巧克力时回忆他们和这位家长一起度过的时光。

虽然随军调动造成的分离可能会对家庭产生重大影响，但重聚和修复是可能的（非常可能）。在分离期间，家庭可能需要得到更大程度的支持，包括学校或其他社区团体提供的综合服务。一些人可能会惊讶地发现，在参军的那位家庭成员回家后，他们的家人常常会感受到痛苦和焦虑。

还有一些类型的分离是永久的，在那样的分离中无法实现关系的修复和重聚。这可能发生在父母出于某些原因被监禁、驱逐或选择抛弃孩子时，例如未解决且未得到治疗的精神疾病、无家可归和 / 或毒品滥用。由于虐待或忽视而被从家中带走的孩子和依恋对象之间也会经历依恋破裂（见第八章和第九章）。在发生依恋破裂和关系丧失后，悲痛、愤怒和困惑是很常见且很自然的反应。

截至 2016 年，有超过 900 万名生活在美国的儿童，其父母中有一人或双方均未进行法律上的登记。这些儿童中有一半是美国公民。据估计，有超过 10 万名儿童与其被驱逐出境的父母分离（Allen et al.，2013）。有色人种社区受驱逐出境影响的比例远高于其他人口，而西班牙裔社区受驱逐出境影响的比例高于其他少数族裔。目前尚无法获得 2018 年因驱逐出境而失去父母的儿童的确切人数，但据推测，随着美国移民相关法律和执法在过去一年间发生的重大变化，这个数字会高得多。

当孩子因为驱逐事件而失去父母时，不仅他们的家庭被彻底打乱，他们的社会支持也经常会发生巨大的变化。许多家庭会经历朋友和家人在日常交往中远离他们的经历，因为他们担心移民局会到他们家里进行检查，这就进一步孤立了孩子和留下的那名家长。许多家庭的日常生活条件发生了巨大变化，包括财务状况显著下降，留下的那名家长的工作时间增加，以及对于被遗弃或被带走的恐惧加剧（Dreby，2015）。许多孩子会经历害怕夜晚、分离焦虑、创伤后应激障碍、情绪困扰、怨恨和恐惧。

帮助家庭在家人被驱逐出境后重新建立联系可能是非常具有挑战性的，这也取决于遣返的国家和家人之间持续有效沟通的能力。许多被驱逐出境者感到非常羞愧，认为是他们辜负了家人。这可能会导致他们逐渐退出和家人的沟通与关系，从而进一步加深亲子关系中的依恋创伤。有一些经历了驱逐出境的家庭，有道别的时间，并且约定好了家人沟通的时间和访问的计划，而其他驱逐出境事件则事发突然，而且没有任何预警。最近发生的许多情况是，在孩子在场的情况下，移民局工作人员当着他们的面把他们的父母拘留、逮捕和带走。这些创伤性事件进一步加重了家庭系统和儿童支持系统的压力。

目前在美国，每14名儿童中就有1名儿童的1名父母正在被监禁（Brown & Gibbons，2018）。监禁会从几个方面影响家庭的依恋关系。在双亲家庭中，当一方被监禁时，家庭的财务和经济状况会受到严重影响。有一种非常常见的情况，就是父亲是家庭的经济支柱，而他被监禁了。这会对孩子造成很大的困扰和压力，因为他们可能原本就在经历着与父母分离带来的巨大哀伤和丧失，再加上失去经济来源后，生活的环境、社区和社会支持也都随之发生变化。当有家庭成员被监禁时，许多家庭会经历强烈的羞耻感，这会增加他们与其他人的隔离感。

当父母中的一方被监禁时，家庭结构会发生巨大的变化。在许多家庭中，孩子除了失去父亲或母亲外，还可能失去直系亲属的支持。研究发现，当母亲被监禁时，不到三分之一的孩子在分离期间由父亲照顾（Gilham，2012）。许多孩子最终要么被寄养，要么与大家庭一起生活，这会进一步加剧他们与亲生父母之间的依恋关系的疏离，尤其是年幼的孩子，他们在经过长时间的分离后，可能已经不记得自己的亲生父母了（Gilham，2012）。当兄弟姐妹由不同的家庭成员照顾，或进入寄养系统时，他们还要面对手足之间的分离。

被剥夺公民权的社区和有色人种家庭，在父母遭遇监禁时所受到的影响极为严重，因为在历史上，司法系统在判决和逮捕方面存在着很高的种族差异。仍有不成比例的少数族裔公民在被捕并被判处监禁的情况中，被判决了更长的刑期。目前在美国，有11.5%的黑人儿童、6.4%的西班牙裔儿童、12.5%的贫困儿童和10.7%的农村儿童的父母被关押在监狱里（Brown & Gibbons，2018）。

许多父母被监禁的孩子在亲子关系中经历了极为矛盾的情感体验。研究人员将其描述为混沌不清的丧失（ambiguous loss），因为对所爱之人是否还会回来感到不确定，对孩子的生活是否能够回归“正常”也感到不确定，存在着一种不清晰、持续的丧失（Brown & Gibbons，2018）。混沌不清的丧失不同于亲人去世带来的哀伤和丧失，因为此时，父母或依恋对象仍然活着，但在身体上和情感上都遥不可及。这可能会对孩子的心理健康和幸福感造成极大的挑战，因为他们深陷于爱着父母、想念父母的不确定状态，同时又无法化解失去父母的感觉，永远无法确定何时以及是否会再次与父母生活在一起。

实践干预方法

　　许多经历过与依恋对象分离的孩子没有机会或时间计划分离。他们可能会体验到高度的愤怒、震惊、恐惧、悲伤、哀伤、焦虑、遗弃和怨恨。游戏治疗可以让孩子探索他们内心的情绪、恐惧，以及他们和家人面临的挑战，并帮助他们修通自己的支持系统和所生活的世界里发生的复杂变化。对于游戏治疗师来说，在与主流文化之外的儿童合作时，在治疗室里放置各种具有文化敏感性的玩具非常重要，包括多种族裔的玩偶、饮食和服装。孩子也缺乏必要的语言来表达他们经历离别后的痛苦和恐惧。在与经历了长期分离和由此导致的依恋破裂的儿童一起工作时，有一些玩具尤其有用，如笼子或监狱、手铐、房屋、警察、救援人员的交通工具、各种权威人物的装扮、婴儿娃娃、枪支、玩具手机和围栏等。虽然以下所列举的干预方法是用于家庭治疗和亲子治疗的，但也适用于个体游戏治疗。第六章、第八章和第九章中的干预方法也适用于这一人群，因为治疗师会接手许多与亲人分离的儿童案例，需要帮助他们处理过程中体验到的哀伤、丧失和创伤。

装满信件的邮箱

　　当孩子与亲人分离时，管理孩子所经历的分离痛苦有一个重要的方面，就是促进他们对所爱之人的回忆与交流。这个游戏治疗活动最初是由我曾经合作过的一个儿童来访者发明的。她会假装自己是邮递员，把邮件送到在游戏治疗室里等待着的家长手里（等候室的家长由一只巨大的玩具熊来扮演）。她会写一封又一封信给她那位被监禁的家长，因为她年纪太小，法律不允许那么小的孩子去监狱探视。虽然她不能亲眼见到她，但是与家长分享她的生活对她来说很重要，所以她会口述要写的信或画下她参与的各种活动的图片。她会画一些自画像和家人的肖像，来帮助家长在分离期间不忘记家人。很快，我们就造了一个邮箱来存放她的特殊作品，邮递员会把这些作品送到游戏治疗室，并为她保管好。这些作品组成了她在分离的几年间的人生记忆书。

邮箱建好后，以儿童为中心的游戏治疗可以成为一个强大的模型，帮助孩子处理他们的哀伤、失落、愤怒和困惑，帮助他们理解这段家人不在身边的生活意味着什么。他们可能需要通过扮演不同的角色（如邮递员、警察、法官等），把这些情绪演出来，治疗师帮助他们来理解，分离期间父母目前或许在哪里。

所需材料

大的空鞋盒

胶水

剪刀

彩色纸张

旧杂志

贴纸和 / 或手工艺用品

指导语

1. 让孩子选择想用哪种颜色的纸来制作邮箱。把纸粘在鞋盒的盖子上，也可以粘在整个鞋盒上。

2. 孩子可以从杂志上剪下图片或文字来装饰他们的邮箱。你也可以使用贴纸或其他工艺品，如羽毛、"金鱼眼 ¹"、雪尼尔棒 ² 和邮票。

3. 在游戏治疗期间（甚至一整周），请孩子画一幅画，描绘他们一周的生活、他们的感受，或他们想为父母（或者与他们分别的任何人）做些什么。大一点的孩子可以写信给他们的父母。

4. 孩子可以将其折叠成一封信，放入信封中"邮寄"，也可以直接放进他们的邮箱。

亲吻的手

当离别是家庭生活中计划好的一部分时——商务旅行、随军调动，甚至短期分别，比如周末外出，或者当孩子经历分离焦虑时，创造一种告别仪式有助于减轻亲子之间的分别带来的挣扎和痛苦。父母和孩子的可以一起读奥德丽·佩恩和露丝·哈珀（Ruth Harper）的《亲吻的手》（*The Kissing Hand*）、朱莉娅·英塞罗（Julia Inserro）的《诺尼的月亮》（*Nonni's Moon*）、希瑟·沃德（Heather Ward）和希拉·麦格劳（Sheila McGraw）的《我保证我会找到你》（*I Promise I'll Find You*），帮助孩子做好心理准备，开始理解他们会有一段时间和父母分开，但这并不意味着爸爸妈妈的爱也随之结束，也不意味着他们会被父母忘记、父母不再关心他们。

1　英文为 Googly Eyes，一种使用塑料制造的小玩意儿，看起来很像人类的眼珠。——译者注

2　英文为 chenille sticks，由绒线绳或塑料膜包裹起来的细铁丝，可以拧成各种造型。——译者注

所需材料

奥德丽·佩恩和露丝·哈珀所著的《亲吻的手》

手指画颜料

白纸

指导语

1.邀请孩子和父母（如果有）或兄弟姐妹（如果有）坐在一起。如果合适，邀请家长和孩子一起出声朗读《亲吻的手》。也可以由治疗师把故事读给来访者听。你可能会想向家庭提供一条柔软的毯子或者一个靠垫，来帮助孩子最大限度地获得滋养。

2.探索故事中的浣熊与母亲告别时的感受。浣熊是什么心情？让孩子说一说浣熊是怎么知道他的母亲很爱他的，即使他们不在一起。母亲对浣熊的手做了什么？

3.邀请来访者用手指画颜料在彼此的手掌心里画一颗爱心。当他们在画爱心时，邀请父母对他们的孩子说"我爱你"。

4.当两个人的手掌上都有心形图案时，请他们将两人的手掌合到一起，将爱心混合在一起。他们可能会想看看双手"亲吻"后产生的新颜色。如果他们愿意，也可以把手掌轻轻按在纸上，在白纸上留下心形印记。治疗师可以向他们解释依恋是怎么运作的，依恋意味着什么，以及为什么当我们爱一个人并依恋他时，即使相隔甚远，依恋的心情也能让我们继续保持联结。就像浣熊可以让他母亲的吻一直伴随着他，我们也可以把彼此的爱和记忆留在心里。

5.如果来访者愿意，也可以在彼此的手掌上用手指画颜料画更多的爱心，并在纸上留下手印。邀请来访者在使用手指画颜料进行这种感官游戏时，表现出凌乱和创意。

6. 治疗结束时，帮助家长和孩子思考他们可以用什么样的特别仪式来告别。可以是拥抱、握手、跳舞，或者所有这些事。让孩子决定怎么做对他们来说是最好的，由孩子来指挥这项活动，这一点很重要。

案例研究

熙罗是一个 7 岁男孩，最近他的父亲随军调遣后，他来接受游戏治疗。这是他父亲在熙罗短暂的人生中第 8 次随军调动。熙罗的母亲报告说，自从丈夫在最近一次随军调动中离开后，熙罗经历了不断升级的愤怒和攻击行为、难以入睡、拒绝在自己的床上睡觉、晚上会发生各种事故、不时大发脾气。他的父亲只在家待了几个月，就不得不再次与作战部队一起参与军事部署。他的母亲报告说，面对熙罗失控的行为她感到不知所措，感到孤独和孤立无援，并对丈夫让她独自一人管理家庭感到愤恨。

在第一次治疗刚开始时，熙罗显得愤怒而退缩。当有人向他介绍他的游戏治疗师时，熙罗说："我才不在乎你是谁，你不能强迫我在这个愚蠢的地方做任何事！"他同意，如果妈妈愿意和他一起进治疗室，他就到游戏治疗室里看看"那些愚蠢的婴儿玩具"。母亲同意了，带着无可奈何的表情和熙罗一起走进来。母亲静静地坐在角落里，而她的儿子则在房间里打量着。每当儿子望向她时，她都会把目光移开，或是低下头看着自己的脚。游戏治疗师向熙罗介绍了沙盘和各种不同的小沙具，并鼓励他把手伸进沙子里，探索一下抚摩沙子的感觉。

熙罗小心翼翼地把手伸进沙盘，然后开始在沙子里来回移动。他的呼吸渐渐平静下来，脸上很快露出了微笑。"妈妈！你还记得在我小时候我们常去海边吗？"他问道。他的母亲惊讶地抬起头，微笑着和他一起分享他们各自记得的在海滩上共度的时光。他们似乎在一同回忆这些快乐的记忆时找到了一点同频和联结。熙罗突然停了下来，仿佛一团雨云片刻间笼罩了他的脸庞。他突然用小拳头砸着沙子说道："太糟糕了，海边的快乐再也不会发生了。那些日子已经过去了！"他愤怒地坐在近旁的椅子上，交叉起双臂。当母亲试图安慰他时，他把母亲一把推开，让她再也不要碰他。

在父亲的整个随军调动过程中，熙罗会反复地和母亲发生这样的互动——一边寻求她的安慰，一边又把她推开。尽管如此，熙罗拒绝在没有母亲在场的情况下接受治疗，他希望母亲在场。有时候，这看起来像是一种惩罚她的方式，因为他会在游戏中嘲笑母亲或羞辱她，用木偶玩具进行被动攻击的行为，告诉母亲她永远也长不大，永远也无法保护好她自己。这是熙罗的治疗中强而有力的一个时刻，在这一刻他开始表达自己内心的想法和恐惧了（尽管他似乎把这些想法投射到了他的母亲身上）。然而，随着时间的推移，母亲向他证明了她是一个稳定、可靠的客体，几个月后，这种被动攻击行为消退了，他开始认真、开放地与母亲互动。

随着他们之间感情的加深，熙罗的母亲能够做到比过去更轻松、更快速地与年幼的儿子沟通。她能够识别出儿子情绪失调的"预警信号"，并在儿子开始发怒之前先给予他安抚。她开始表现得更加自信，并表达了对自己以及自己的育儿能力的安全感。熙罗开始在班级里、军队大院里交到了朋友。生活似乎正在安定下来，进入一种舒适、健康的节奏，直到他的父亲结束派遣回到家中，家庭又需要建立一套新的常规。

在游戏治疗中，熙罗能够讨论他对父亲的思念，对被"抛弃"感到愤怒，对再次见到他感到既兴奋但又害怕。熙罗爱着父亲，但对他们的关系也表现出极为矛盾的情感。他用玩具和游戏表达着这样的情感，比如他会拿起一架军用飞机玩具让它着陆，然后飞机在停下来道别之前又不得不再次飞走，于是无法道别。这出戏反复上演。他的父亲不愿意和儿子一起前来接受治疗，认为儿子行为上的困难源于缺少纪律性、缺乏对权威的尊重。但是父亲同意单独与游戏治疗师会面，学习新的养育方式。在治疗过程中，他能够学习同频和反映性倾听技巧，并对自己童年时经历的不信任和伤害展开工作。

在此期间，熙罗继续参加每周的游戏治疗。在一次治疗中，他宣布要给父亲写封信，并主动向父亲发出邀请，请他来和他一起参加游戏治疗。他精心装饰请柬，小心翼翼地把它装进信封。

在治疗结束时，他看着镜子说："伙计，你能做到的！"他挺起肩膀，走出治疗室，把信封递给正在候诊室等他的父亲。

家庭的整合

只要有可能，就让兄弟姐妹、父母或任何长期照顾孩子的人（如祖父母）一起来参加孩子的游戏治疗，这很重要，因为让他们参与孩子的游戏治疗可以加强孩子在家庭中的依恋纽带，帮助孩子在感到害怕时不再感到孤独、孤立无援。当孩子与父母长期分离时，他们最害怕的事情就会发生——只剩下我独自一人，没有人照顾我。与照顾者、留下的父母和兄弟姐妹一起参与游戏治疗有助于减少这种恐惧，并帮助孩子理解他们被中断的依恋和由此造成的心理伤害。

当父母出于某些原因无法参加治疗或参与孩子的生活时，治疗师可能会成为孩子的替代依恋对象，而游戏治疗室则是孩子内心最深的恐惧与渴望可以得到安全表达的空间。游戏治疗使得孩子能在一个安全、包容、一致的环境中处理他们的情绪和体验。对于一个与父母的依恋突然中断的孩子来说，这里可能可以成为他们在这个世界上继续保有一些一致性的空间。在这样的情况下，游戏治疗师就必须要超越家庭的血缘关系，关注孩子生活中的支持系统，帮助他们在各种不同的系统中创造和建立联结。

让兄弟姐妹一起接受治疗对家庭来说是一种极为强大和疗愈性的体验。通过让孩子们一起参与游戏治疗，即便他们正在经历与父母的依恋破裂，兄弟姐妹也能够在彼此的关系中建立起安全感。通过分享他们的悲伤、失落和恐惧，他们可以在情感上建立联结，帮助减少他们可能正在经历的羞耻感和孤独感。以儿童为中心的游戏治疗可以是治疗的一个重要方面，让孩子探索自己的经历，管理自己的情绪，从而理解自己的感受。它也可以帮助孩子体验到一种控制感，因为他们可以自主地设定治疗的节奏，选择用什么玩具来表达自己的想法。与父母或长期照料者一起进行亲子治疗也非常有益，因为成年人就有机会来学会理解如何为孩子的恐惧和受伤创造一个抱持的空间（Hicks，Lenard & Brendle，2016）。这有助于在孩子所生活的家庭中建立一个安全基地，也为整个家庭系统提供支持和滋养。

➲ 反思与小结

长时间与父母分离会对幼儿造成持久的创伤和伤害。孩子往往缺乏从这些经历中恢复所需要的支持。游戏治疗可以为孩子提供一个安全的地方，让他们探索依恋纽带的断裂可能带来的痛苦、恐惧和愤怒。通过让家庭成员和兄弟姐妹一起参与这一过程，孩子可以在与他们的关系中建立起安全感，并帮助修复他们内在的自体感和对他人的意识。

对孩子最有利的做法是，在分开之前全家人一起提前做些准备，安排好分离的时间表，为孩子制订一份日历或者连贯的家庭计划。在随军调动或长时间出差等情况下，孩子和父母可以利用网络和电话来创造"接触的时间"。当因驱逐或监禁而分离时，保持一种关系还在的感觉对家庭系统来说非常重要。游戏治疗师可能需要创造性地让父母和孩子一起参与进来，如果可能，促进亲子共同参与游戏治疗会有助于修复和重建他们的关系。

参考文献

Ainsworth, M.D.S., Blehar, M.C., Waters, E., & Wall, S. (1978). *Patterns of attachment.* Hillsdale, NJ: Erlbaum.

Allen, B., Cisneros, E.M., & Tellez, A. (2015). The children left behind: the impact of parental deportation on mental health. *Journal of Family Studies*, 24, 386–392.

Barker, L.H., & Berry, K.D. (2009). Developmental issues impacting military families with young children during single and multiple deployments. *Military Medicine, 174* (10), 1033–1040.

Bowlby, J. (1978). *Separation anxiety and anger.* London, England: Basic Books.

Brown, E.C., & Gibbons, M.M. (2018). Addressing needs of children of incarcerated parents with child-centered play therapy. *Journal of Child and Adolescent Counseling, 4* (2), 134–145. doi: 10.1080/23727810.2017.1381931

Bryant, R.A., Creamer, M., O'Donnell, M., Forbes, D., Felmingham, K.L., Silove, D., ... & Nickerson, A. (2017). Separation from parents during childhood trauma predicts adult attachment security and post-traumatic stress disorder. *Psychological Medicine, 47*, 2028–2035.

Creech, S., Hadley, W., & Borsari, B. (2014). The impact of military deployment and reintegration on children and parenting: A systematic review. *Professional Psychology, Research and Practice, 45* (6), 452–464. doi: 10.1037/a0035055

Dreby, J. (2015). U.S. immigration policy and family separation: The consequences for children's well-being. *Social Science & Medicine*, 132, 245–251.

Gallagher, H.C., Richardson, J., Forbes, D., Harms, L., Gibbs, L., Alkemade, N., ... & Bryant, R.A. (2016). Mental health following separation in a disaster: The role of attachment. *Journal of Traumatic Stress, 29*, 56–64.

Gilham, J.J. (2012). A qualitative study of incarcerated mothers' perceptions of the impact of separation on their children. S*ocial Work in Public Health, 27* (1–2), 89–103.

Hicks, J.F., Lenard, N., & Brendle, J. (2016). Utilizing filial therapy with deployed military families. *International Journal of Play Therapy, 25* (4) 210–216.

第八章

当树枝折断

复杂性创伤对亲子依恋的影响

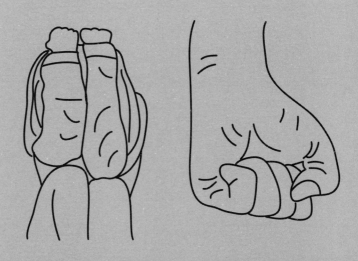

引言

创伤与人种、性别、社会经济地位或文化无关。纵观历史，创伤一直是我们的生命故事中不可或缺的一部分。有时候，它是自然灾害的产物——比如在我们经历风暴、龙卷风、飓风、地震、火山爆发和干旱的时候。在其他时候，创伤是人类的产物——战争、种族灭绝、被迫分离、绑架、强奸、火车、汽车和飞机事故。然而，儿童因身体、情感和性的暴力而遭受的创伤又是另一种人为灾难，它在社区、文化、宗教和家庭中造成了严重的破坏。本书中描述了各种各样的创伤形式，在本章中，我们将深入探讨各种形式的身体和性的虐待带来的创伤对亲子关系的影响。

文献简述

当创伤发生时，孩子会体验到一种令人衰弱的失控感、彻底的无助感，对那些可怕的情景做出原始的战斗 / 逃跑 / 冻结（fight/flight/freeze）反应。特尔（Terr，1991）将创伤定义为"一次或一系列突然的打击造成的精神上的后果，这些打击令人暂时陷入无助，打破了过往正常的应对与防御方式"（p.11）。根据最新的统计数据，创伤对家庭环境和亲子之间的依恋关系产生了广泛的影响。

美国疾病控制中心（Center for Disease Control，CDC）在

2014 年发布了以下数据：五分之一的美国人在儿童时期遭受过性骚扰，每四个儿童中就有一个被父母打到留下伤痕和淤青，三分之一的夫妻之间存在家庭暴力，25% 儿童的父母有酗酒的情况，八分之一的儿童曾经目睹母亲被打（Van der Kolk，2015）。2016 年，美国疾病控制中心报告称，有 67.6 万名儿童虐待和忽视的受害者被上报给了儿童保护服务（Child Protective Services，CPS），1750 名儿童死于他们经受的虐待和忽视（HHS，2018）。

人们普遍认为，虐待和不良对待的实际数字比报告上要高得多。0—3 岁的幼儿最容易受到虐待，受害率最高。虐待和忽视已被证明会显著影响儿童的早期认知、社会情感和关系的发展（Stubenbort，Cohen，& Trybulski，2010）。

目睹家庭暴力的儿童也会受到严重影响，研究人员将那些目睹和经历家庭暴力的儿童定义为遭到了"双重打击"。丝毫不让人感到惊讶的是，这会使儿童面临更高的发育不良和行为不良的风险，如具有攻击性、青少年犯罪、抑郁症、少女怀孕和创伤后应激障碍（Post Traumatic Stress Disorder，PTSD）（Sousa et al.，2010）。据估计，美国有 20 多万儿童遭受着家庭暴力。

朱迪思·赫尔曼（Judith Herman）提出"复杂性创伤（complex trauma）"一词，指的是涉及反复和长期虐待的创伤（1992）。在家庭和亲密关系中遭受情感、身体、性和关系暴力的儿童会经历巨大的创伤，并以此为基础形成有关他们自己和他人的内部工作模型。这会让他们产生这样一种信念——这个世界不安全，那些本该保护自己免受这个世界伤害的人恰恰是对自己造成最大伤害的人，一定是因为自己不配被爱或不可爱。他们相信，如果父母能如此随意地对待他们，或如此深刻地伤害他们，一定是因为自己不重要或者没有价值。

当孩子经历了创伤，他们有关这个世界的信念会变为"这个世界不安全，我的父母不能或选择不保护我"（Mellenthin，2018）。如果父母在孩子遭受创伤时无法帮助他们，那么整个家庭系统就会被视为是无助的。在这样的经历中，孩子很可能会对父母形成一种不安全的依恋模式，因为他们的依恋需要有时会得到满足，但并不始终如一。研究表明，遭受家庭暴力的儿童通常较少依恋父母和／或照顾者，从他们那里得到的支持也较少。当孩子遭受一连串暴力，每天都生活在创伤之中，活在情绪和关系失调的状态中，往往会发展出一种混乱型依恋模式。他们亲身经历了父母选择不保护他们，也形成了这样的信念。

研究人员提出，这些虐待经历在儿童的发展中形成了一个悖论（Stubenbort et al.，2010）。当孩子感到恐惧时，他们的依恋系统会被唤起，他们会用各种方式引起人们对他们依恋需要的关注。他们试图寻求安全感和抚慰，这些通常是由父母带来的。然而，父母恰恰是在他们的世界中造成伤害和恐惧的来源，接近父母会增加他们的恐惧。于是对孩子来说，父母同时成为他们恐惧的来源和恐惧的解决方案（Stubenbort et al.，2010）。这就给孩子造成一种慢性失调的体验。

在治疗儿童的复杂性创伤时，让非侵害父母参与游戏治疗的过程至关重要。孩子迫切需要这名家长成为他们安全感的来源，只要可行，让父母参与到帮助孩子创造安全基地的过程中，这对孩子充分地处理和超越他们的创伤经历来说很有必要。如果孩子无法在治疗情境中与父母一起工作（例如，因为父母的虐待和忽视，孩子被从父母身边带走），如果他们被带到一个长期安置机构，那么让他们在那里的主要照顾者参与进来是有帮助的。这名照顾者可以成为一个安全的依恋对象，帮助孩子修复过去遭受的有害创伤。如果孩子还没有稳定、安全的安置处所，或者父母不在或拒绝参与孩子的治疗，那么临床工作者可以成为孩子个体治疗过程中的替代依恋对象。通过为孩子提供无条件积极关注、提供身心安全的环境、健康的边界以及对孩子本身的喜爱，来帮助孩子疗愈他们过去所经历的那些关系创伤。这是游戏蕴含的疗愈力之一，对发展依恋至关重要（Schaefer & Drewes，2014）。

实践干预方法

治疗复杂性创伤和依恋创伤不是一种以解决方案为焦点的短期模式。许多经历过虐待和忽视的儿童可能需要经过好几节治疗之后，才能渐渐培养出对治疗师的基本信任。临床工作者在允许孩子主导治疗过程的时候，保持灵活性和适应性非常重要。对病例管理者、保险公司和家长来说，这样的工作方式可能很难接受，因为他们往往会施加压力要求治疗人员简单地"解决问题"就好，但复杂性创伤的疗愈并不是这样实现的，因为孩子需要时间来讲述自己的故事，而且他们述说的并不总是"那个"故事（Mellenthin，2018）。这可以通过讲故事、非言语参与、重演、沙盘和表达性艺术以及许多其他游戏治疗过程来传达和处理。当孩子开始和别人分享他们的创伤故事时，让孩子感觉到自己被倾听是至关重要的，只要有可能，邀请家长也参与进来，抱持孩子的故事、相信他们的经历，并在修复的过程中努力帮助孩子整合对于创伤经历的理解。

当使用以依恋为中心的游戏治疗时，治疗师需要在团体动力和团体的规模方面保持灵活性。临床工作者可以先从个体治疗开始，单独对孩子和父母进行工作，然后再致力于家庭治疗，这样的模式可能会有所帮助。然而，在其他情况下，至关重要的是从一开始就着手进行家庭治疗（往往是在创伤经历刚刚发生之后）。治疗师需要清楚地了解孩子和家庭成员的依恋需要。这就是为什么在与任何潜在来访者一起工作时，在初始评估中包含依恋评估或清点非常重要（见第二章）。

心与瓶子——由梅利莎·布卢梅尔（Melissa Blummel）设计

受依恋创伤影响的家庭可能会感到焦虑、害怕、彼此之间失去联结，因此建立安全感和联结感是疗愈过程的关键。该家庭游戏治疗干预法旨在帮助父母和孩子：（1）探索、识别和表达情绪和情感；（2）理解人们之所以退缩是因为他们害怕再次受伤；（3）承认在依恋受损后，需要勇气以及努力才能重新在关系中放下防御。该活动对经历了亲人去世的家庭尤其有益（图 8.1）。

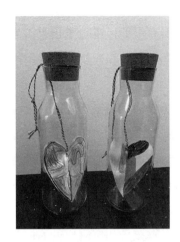

图 8.1　瓶中之心干预法

所需材料

书籍：奥利弗·杰弗斯（Oliver Jeffers）的《心与瓶子》（*The Heart and the Bottle*）

一个罐子或者一个大口瓶子

剪成心形的卡片（用纱线串起来，围在脖子上）

杂志

剪纸装饰胶

剪刀

纱线或绳子

打孔器

蜡笔

指导语

1. 向家庭成员解释什么是依恋创伤。你可以这样说："在我们被人伤害（或我们爱的人去世）后，我们可能会想和他人保持距离，来保护自己免受更多痛苦。这种远离他人的做法会让我们感到悲伤和孤独。"

2.阅读奥利弗·杰弗斯的书《心与瓶子》。

3.一起想象一下，当书中的那个女孩的心在瓶子里的时候，以及她的心在瓶子外的时候，分别可能是什么样的感觉。讨论一下女孩的心从"封闭"的瓶子里解脱出来的时候，会是什么样的心情？

4.为每个家庭成员准备一个塑料瓶或玻璃瓶，把心形纸片卷起来，每个瓶子里放一张。邀请他们根据自己当时的心情选择一种颜色，然后从瓶子里取出纸，依据自己当时感受到的每种情绪的程度，为心形纸片填色。完成后，邀请家庭成员分享这个过程。

5.为家庭提供心理教育，帮助他们了解依恋损伤要如何疗愈。向他们解释，心理治疗可以为他们提供一个安全的地方，在这里开始冒一些险，尝试与他人建立联结。在此后的治疗中，邀请父母和孩子从瓶子里拿出心形纸片，在治疗期间挂在脖子上，提醒他们可以做出一些努力，在人际关系中建立信任（图 8.2）。

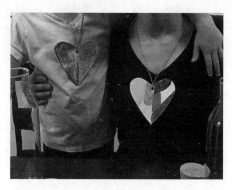

图 8.2 把心挂在脖子上

6. 向家庭解释，有时候我们会觉得有必要保护自己，避免潜在的拒绝、不认可或丧失。提醒家庭在那样的时刻，他们是可以选择不敞开心扉的，直到他们感到安全了，可以"再次从瓶子里取出他们的心"为止。

注意：对于有与亲人去世相关的依恋问题的家庭，多加一个步骤可能会有所帮助：

指导家庭成员剪下杂志上的照片，用这些照片来代表对逝去亲人的记忆。然后，邀请他们将这些照片粘到瓶子外面，并分享他们选择这些照片的原因。

如果增加这个步骤，最好花上几节游戏治疗的时间来完成这个活动（图 8.3）。

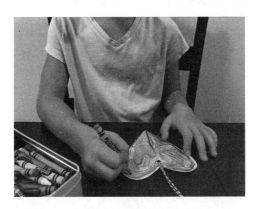

图 8.3　描绘我的心

解脱束缚

"解脱束缚"是一种家庭游戏治疗干预方法，旨在帮助孩子和父母了解家庭系统内的功能失调是如何让他们"被困住"或纠缠在一起的。在开始家庭治疗前（家庭治疗是儿童治疗计划中的一部分），临床工作者要先评估一下父母的功能或功能失调的程度，以及他们在认知上处理新信息的能力，这一点非常重要。

所需材料

　　每人一团线球（任何颜色）

　　每人一把安全剪刀

指导语

　　1. 邀请家庭成员在地板上围成一圈坐在一起，请他们用线球玩"烫手山芋"的游戏，线球如果碰到了任何人或家具，就用线绳绕着这个人或家具缠一圈。

　　2. 与家庭成员一起讨论，在家庭中，家人之间会怎样"陷入网中"（很像蜘蛛网上的虫子）。你可能会想问问家庭成员以下的问题：

- 现在这样纠缠在一起是什么样的感觉？

- 你或你的家人能做些什么来摆脱这个困境？现在先别这样做，先告诉我一些你们可以一起努力摆脱困境的方法。

- 什么样的行为或行动可能会使我们"陷入网中"？（你可能需要给一些提示，比如保守秘密、失望、受伤的感觉等。）

- 未来我们能做些什么来让我们远离纠缠？

　　3. 给每个家庭成员一把安全剪刀。请他们轮流剪断绳子，将自己或对方从缠绕中解脱出来。当他们剪绳子的时候，每个人都可以大声说一说他们能做些什么来解开束缚，也可以说一些赋能的话语，比如"我不会再为你保守秘密了"或"你可以相信我，我会保护你的安全"等。

4. 与家庭成员一起讨论，大声说出这些赋能的声明、一起努力解决家庭中存在的问题是什么样的感受。

5. 以这个活动作为心理治疗的隐喻，与家庭成员一起制订治疗目标，让他们摆脱过去适应不良的行为，并练习新的应对策略，从而为家庭系统赋能，一同努力"摆脱困境"。

案例研究

梅根

梅根是一个 7 岁孩子，姑父对她实施性虐待的事暴露后，她被社区警察局特别受害者工作组转介到了游戏治疗中心。梅根有一个人数众多、关系密切的大家庭，她经常和许多叔叔、阿姨、祖父母和堂兄弟姐妹在一起。她的父母在一个周末出门度假，把梅根和她的兄弟姐妹交给姑姑和姑父照顾，他们原本就常来照看孩子。周末晚上，梅根的姑父开车带她出门取比萨饼。开车时，姑父让她坐到前排，作为一种"特殊待遇"，然后就开始了第一次的骚扰，并告诉她这是一个"挠痒游戏"，让梅根为他们这个特别的游戏保密。即使在梅根的父母旅行归来后，姑父仍然继续寻找机会与梅根单独相处。虐待持续了几个星期，频率和持续时间都在增加，最终她的姑父在一次家庭活动中强奸了她。

梅根直到几个月后才透露了虐待行为。她的母亲注意到，几周来她一直表现得很奇怪，但每当她问女儿怎么了，梅根都会耸耸肩，什么也不说。当她父亲进来亲吻她道晚安时，梅根都会大声叫他别管她，让他离开她的房间。连续几个晚上发生这样的情况后，她的父亲决定不再试图给她掖被子，他们曾经亲密的关系出现了裂缝。梅根的姑父搬到一个新的城市工作，当梅根知道她不必再经常见到姑父后，她就把性虐待的事告诉了父母。她的父母大为震惊。梅根向母亲吐露心声后，母亲把她抱在怀里，抚慰哭泣的她，并告诉她："这不是你的错。"

梅根在说出这件事后的一周内就开始接受游戏治疗。当治疗师去迎接她的新来访者时，她看到梅根坐在母亲的腿上，紧握着坐在她旁边的父亲的手。治疗师问候她时，她拒绝回应招呼，也不看治疗师。于是治疗师问她："你想让爸爸妈妈今天和我们一起到游戏治疗室里去吗？"梅根很快点头同意了，脸上立刻现出松了一口气的表情。当她牵着爸爸妈妈的手，跟着治疗师进入游戏治疗室时，她的肢体语言表达出她感到放松。梅根和她的父母在整个过程中都参与了以儿童为中心的游戏治疗，努力强化他们的依恋，为梅根创造安全感。随着他们的依恋得到修复，梅根越来越不需要父母的安慰，她认真地扮演着"游戏治疗室老大"的角色。她经常玩装扮游戏和想象游戏，指导父母和游戏治疗师在游戏中扮演不同的角色，告诉他们在每个游戏中要穿什么样的服装。梅根导演的游戏剧目里总会出现一个邪恶的巫师，巫师在伤人之后就会消失。很多时候，梅根演的角色都会被绑架并被锁在一座高塔里。她会指示父母到处找她，在角落里和桌子底下寻找，直到她准备好被找到。每次治疗结束时，邪恶的巫师（通常是治疗师来扮演）都会施一个魔咒，伤害梅根并再次将她锁起来，让她的父母无法找到她。

随着时间的推移，梅根导演的故事情节开始发生变化，她告诉父母，他们现在有了反击邪恶巫师的魔法，最后，他们能够彻底打败巫师。就在那一次"善良终于战胜了邪恶"的治疗后，梅根再也不想在游戏治疗中玩扮演游戏了。她告诉治疗师和父母："我们不需要再玩那个游戏了，游戏结束了。"

梅根能够理解并整合她的创伤故事，并在整个过程中感受到父母的赋能和支持。事实证明，让他们从一开始就参与游戏治疗的过程是促进梅根康复的一个重要方面。随着她的康复，家庭得以修复他们的依恋系统，梅根获得了赋能，并重新找到了对父母保护她安全的能力的信任。在虐待发生之前，梅根对父母两人都有安全、充满爱的依恋。虽然在性虐待之后，她的依恋变得不那么安全，但他们设法做到了为梅根修复并重建安全基地。当梅根的世界里每天都能感受到安全感，这对她从创伤中康复产生了积极的影响。

查理

查理从很小的时候起就一直被寄养。在 13 岁时，查理的母亲被指控虐待和遗弃儿童，随后他被安置到一个男孩集体之家。查理向一位学校咨询师透露，他母亲把他独自留在公寓里好几天，既没有食物也没有钱。深夜时分，他就会去附近杂货店的垃圾桶里翻找食物。当他走进咨询师的办公室寻求帮助时，咨询师注意到他的手臂和脸上有几处瘀伤。当被问到他是怎么受伤的时，查理平静地说："是我妈妈干的。在她离开我之前，我惹得她非常生气。"查理随后掀起衬衫，露出胸口和身上的严重瘀伤。咨询师联系了儿童保护服务，查理曾在过去的 3 年时间里被先后安置在 8 个寄养家庭中。

查理在集体之家里表现得既安静又恭顺。他没有与其他孩子交往，也没有制造麻烦问题。他只在别人和他说话时才开口说话，从不引起别人的注意。他的社工定期来看望他，在他到达后不久就开始了心理治疗。就查理的实际年龄而言，他身材偏矮小，体重明显不足。他的养父母非常关心他的饮食，因为他每次只吃很少量的食物，而且他不会像其他许多在集体之家生活、曾经经历忽视的男孩那样囤积或偷窃食物。无论是在学校，还是在饮食、社交和情感方面，查理似乎都把需求降到了最低限度。

查理的母亲有毒品滥用史，她以卖淫换取毒品而闻名。她常常一次离开查理好几天，几乎不留给他什么食物，也不给他钱。查理从小就在各个寄养家庭里流转。他的母亲会努力工作一阵子，好把他带回家去，然后很快又陷入毒瘾中，这样循环往复。查理是独生子，他不知道自己的父亲是谁，生活中也从来没有出现过一个如同父亲般的人物。查理生活中唯一稳定存在着、始终如一的成年人是他的社工荟丝，她从他最开始接受寄养安排就陪伴着他。荟丝和查理有着很特别的关系（有时候这段关系妨碍了她的职业发展），因为荟丝曾经放弃了晋升的机会以及其他各种机会，来保证自己可以继续照顾包括查理在内的看护对象，她决定成为查理生命中稳定存在的人。

在治疗中，查理沉默寡言。和在集体之家的时候一样，他只有在别人和他说话时才会开口说话，并且不会开放地与他人接触。我们判断，以儿童为中心的游戏治疗在治疗的初始阶段会非常有益，能够帮助查理创造安全感，并发展治疗关系。查理很有绘画的天赋，他会随身携带一本笔记本，当他感到无聊或不知所措时，他会在笔记本上涂鸦。他的治疗师在游戏治疗室里准备了很多美术用品。查理很好地回应着治疗师的指导和提示，创作出了能展示他的内心世界和情绪感受的图画。随着时间的推移，查理能够探索和讨论他画的画，并开始叙述他的生活经历，以及他如何看待他的人际关系和他的世界。

在他入住集体之家的头几个月里，他的母亲一直下落不明，这给查理造成了巨大的痛苦。在这段时间里，他的大部分游戏都以"游戏治疗室里的幽灵"为主题，这个幽灵总会出现在他的绘画作品、沙盘，还有他的梦中。被遗弃的经历，伴随着巨大的哀伤和丧失，渗透进他生活中的每一个部分，他哀悼着失去母亲、失去"本该有的生活"，以及他所生活的现实。虽然他现在生活的这个集体之家是一个长期住所，但对他的安置并不是永久性的，所以我们认为将他的治疗父母（treatment parents）纳入游戏治疗是不符合他的最佳利益的，因为他可能随时被安置到某个寄养家庭中去。

当查理与他的治疗师之间建立起信任感后，他透露了当时没有报告或处理的严重虐待和忽视。他为失去母亲而哀伤，不知道母亲出了什么事，这让他已经遭受的创伤雪上加霜。查理修通了自责的情绪和以为是因为自己母亲才离开的恐惧。他的绘画成了他表达自我的语言，因为他无法用语言来描述内心的痛苦。查理认为自己不讨人喜欢，不相信别人会对他怀有善意或爱。在几个月的时间里，查理慢慢地与治疗父母建立了信任关系，并接受了他们的爱。他开始吃晚餐，甚至会要求添饭。他的老师高兴地汇报，他开始在课堂里举手参与讨论。在游戏治疗中，他的绘画作品也开始从黑暗和可怕的基调转变为包含着希望和光明的图案。黑暗依然存在，但一个月比一个月小。当查理继续从他所遭受的创伤中康复时，他开始表达出对未来的希望和对自己的希望。这是查理第一次能够表达出自豪感和安全感，并且谨慎地表达了乐观的情绪。

由于他的进步，查理最终被安置到了一个新的寄养家庭。虽然事实证明，这一改变对他来说太难接受，但他幸运地被安排在同一个机构，并能上同一所学校。他获准每周去团体之家探望他的治疗父母，他的治疗师和社工仍然保持不变，这减少了新的安置产生的依恋损伤。查理花了好几个月的时间来管理自己的焦虑、哀悼新近失去的团体之家和那里带给他的安慰。慢慢地，他对养父母产生了新的依恋，并继续着他的康复之旅。

家庭的整合

在治疗依恋创伤和复杂性创伤时，尽可能让（非侵害）父母和家庭成员参与进来，成为治疗中的关键组成部分。通常情况下，兄弟姐妹之间各自对创伤的叙事会略有不同，孩子与父母之间各自对创伤的叙事也会有所不同，但所有人都既有权利也有需要去分享自己的故事，并帮助彼此形成对所发生的创伤的完整家庭叙事。通过亲子治疗，父母和孩子之间的依恋得以最大化：孩子需要能够体验到父母是避风港——能够保护他们、在生活中出现风暴的时候提供庇护和安慰。父母自身也需要培养自体感和自信，相信自己确实有能力满足孩子的依恋需要。

许多经历过复杂性创伤的儿童会产生破坏性的适应不良的行为反应，以这种方式来保护自己避免未来的伤害。认为自己不可爱的孩子可能会用各种方式证明自己是对的，并做出确实不可爱的行为，例如威胁伤害自己或他人、在墙上或人身上涂抹粪便、往人身上和家具上小便、威胁伤害或真的伤害家里的宠物、反应性性行为、愤怒、攻击性、哭闹，以及一系列其他适应不良行为，这些都是保护性行为，好让其他人远离他们。这些行为对照料者来说可能会尤其难以管理和容忍，这会进一步导致孩子迫切需要的照顾和依恋难以企及。如果孩子总是能高度敏感地意识到那些可以解决他们恐惧的人也可能是造成恐惧的原因，他们会尽其所能地保护自己，即使这意味着要赶走身边的人。

几年前，在当我仍在儿童与家庭服务部的寄养服务中心与孩子一起工作时，一个青年人曾对我说："如果我连自己的愤怒都放弃了，那么我就输了，而我不能再输了。"在与经历过成年人和青少年身体虐待和性虐待的儿童合作时，这些话一次又一次地成为事实，而那些成年人和青少年曾经是孩子所信任的，或者希望能够得到保护、获得安全感的对象。治疗创伤关键性的一步就是要在游戏治疗室中创造出安全感。从治疗一开始就给孩子适当的选择，这对于创造安全感和对临床工作者的信任非常重要。让孩子来选择游戏治疗室的门是要打开还是关上，让孩子来选择是否想要父母参与游戏治疗的过程，让他们成为游戏治疗室的"老大"，以儿童为中心的游戏治疗不仅会教给孩子个人掌控感，同时会让孩子建立起对成年人和他们自己的信任，让他们感受到安全。在这些早期阶段，在亲子治疗和以儿童为中心的游戏治疗中教会父母一些养育技巧也是非常有益的。如何建立结构、如何带着同理心倾听、怎么玩以儿童为中心的想象游戏，以及设置界限，这些都是家长需要学习的重要技能，儿童治疗师可以在游戏治疗室里帮助家长与孩子一起来训练，支持家长使用并完善这些技能（Topham, Van Fleet, & Sniscak, 2014）。

当父母和孩子一起参与到游戏治疗中时，他们之间的依恋和同频会得到加强。随着父母开始培养同频、反映性倾听和互动的技能，修复的工作就开始了。当孩子能感到被父母看见、和父母在一起感到安全、能感受到来自父母的安慰和保护，那么这个孩子就有能力应对并从生活的创伤中恢复。如果孩子在创伤发生之前与父母建立过安全依恋，比如梅根的例子，那么孩子和父母之间的依恋就会更容易修复。在创伤之前，她与父母建立了一种安全依恋，虽然虐待严重影响了她的依恋，但她可以依靠她在与父母的关系中曾经建立起来的信任和安全感，以此作为坚实的基础。当孩子发展了不安全或混乱型依恋，而且虐待的肇事者也是他们的照顾者，比如查理的例子，从依恋创伤中康复是非常困难的，因为孩子缺乏信任和安全的坚实基础。他们已经学会了独自面对世界，并且相信依赖他人肯定会导致进一步的伤害。对于这样的孩子，要建立起对他人的信任，并与他们的照顾者和治疗师建立健康的依恋，会需要更长的时间。

⮑ 反思与小结

在治疗经历了依恋相关创伤的儿童时，游戏治疗是一种强有力的治疗方式，游戏治疗的核心是帮助加强和发展关系与联结。通过为父母和孩子提供参与非言语和言语处理过程的机会，更深层次的沟通和修复成为可能。游戏，利用隐喻的力量，也有助于改善依恋，重建家庭中的安全感。通过为非侵害父母赋能，强化亲子关系，临床工作者能够帮助父母建立起这一信念——父母可以为孩子提供安全、抚慰和保护，从而重塑成长中的孩子的创伤信念以及有关自我与他人的内部工作模型。

参考文献

Department of Health and Human Services. (2018, April 10). *Child abuse and neglect prevention.*

Herman, J. (1992). *Trauma and recovery.* New York, NY: Basic Books.

Mellenthin, C. (2018). *Play therapy: Engaging and powerful techniques for the treatment of childhood disorders.* Eau Claire, WI: Pesi Publishing.

Schaefer, C.E., & Drewes, A.A. (2014). *The therapeutic powers of play: 20 core agents of change.* Hoboken, NJ: Wiley & Sons Inc.

Sousa, C., Herrenkohl, T.I., Moylan, C.A., Tajima, E.A., Klika, B., Herrenkohl, R.C., & Russo, M.J. (2010). Longitudinal study on the effects of child abuse and children's exposure to domestic violence, parent-child attachments, and antisocial behavior in adolescence. *Journal of Interpersonal Violence*, 26 (1), 111–136. doi: 10.1177/0886260510362883

Stubenbort, K., Cohen, M.M., & Trybalski, V. (2010). The effectiveness of an attachment-focused treatment model in a therapeutic preschool for abused children. *Clinical Social Work Journal, 38*, 51–60. doi 10.1007/s10615-007-0107-3

Terr, L. (1992). *Too scared to cry, psychic trauma in childhood.* New York, NY: Basic Books.

Topham, G.L., VanFleet, R., & Sniscak, C.C. (2014). Overcoming complex trauma with filial therapy. In Malchiodi, C.A. &

Crenshaw, D.A. (Eds.), *Creative arts and play therapy for attachment problems* (pp. 121–138). New York, NY: the Guilford Press.

Van der Kolk, B. (2015). *The body keeps the score.* New York, NY: Penguin Books.

第九章

不仅仅是棍子和石头

情感虐待和忽视对依恋的影响

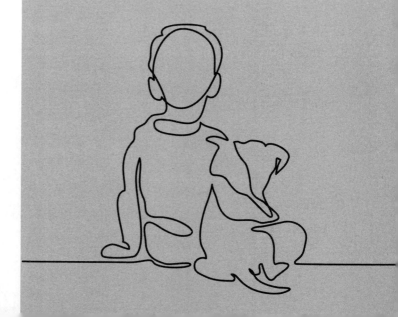

引言

在有关美国儿童的虐待调查中，绝大多数情况是情感虐待和忽视。忽视一直是被报告的最普遍的儿童虐待和不良对待形式，但奇怪的是，这也是提供给家庭的预防性服务中最后才被考虑的一个议题；在对家庭和儿童进行干预之前，往往会有多家美国州立机构收到多例忽视儿童的报告（Jones & Logan-Greene，2016）。

忽视包括身体上、医学上和情感上几个方面，通常被定义为父母无法一以贯之地提供足够的照顾，以满足儿童在各种环境中的发展性需要，包括身体需要，如食物、住所、衣物和对儿童的适当监督；还包括医疗需要，如无法在儿童需要时提供适当和充分的医疗护理；以及情感和教育需要。大多数令儿童遭受长期忽视的家庭往往面临着各种复杂的问题，包括贫困、教育水平低下、毒品滥用、父母未解决的心理创伤和精神疾病（Jones & Logan-Greene，2016）。

情感虐待是更难定义和报告的，通常包括辱骂、威胁伤害自己和/或他人、贬低的话语、贬低孩子的智力或价值、在他人面前羞辱孩子，以及把收回爱和感情作为一种惩罚；还可能包括恐吓、操纵和拒绝接纳孩子。强制性的养育策略也可能属于情感虐待的范畴，尤其是在有心理操纵或虐待行为时，例如愤怒地砸东西、砸门、在墙上砸出洞来，以及用诸如"如果我想要伤害你，我就能做到"之类的话来威胁孩子。

情感虐待和关系中的虐待不仅会影响亲子之间的依恋，还会对孩子的神经发育、自尊和自体感造成持久的损害。这些看不见的伤口对孩子造成了沉重的心灵负担，孩子毫无抵御的能力，无法以适应性的方式保护自己。

文献简述

研究人员早就知道忽视对婴儿的心理健康、依恋和神经发展会造成有害影响。大脑在婴儿期的发育速度很快。然而，当婴儿面临持续的忽视、缺乏积极的人际互动体验时，大脑就会过度地清除神经元，在边缘系统和有助于调节边缘系统的脑区之间无法成功地发展出神经通路（Schore，2001）（图 9.1）。

3岁的孩子

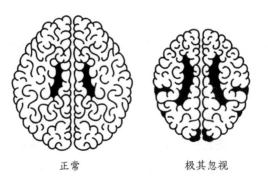

正常　　　　　　　　极其忽视

图 9.1　被忽视儿童的神经发育与同龄儿童健康发育大脑的对比图。受到长期忽视的儿童的大脑，要么大部分脑区发育不足，要么神经元被过度清除，导致图中更大的黑色区域。

　　婴儿通常处于高度唤起状态，没有父母为他们提供调节的体验；在许多情况下，父母也是导致婴儿过度唤起的来源，因为他们缺乏对婴儿进行同频、协同调节的能力。由于父母在情感上不可接近，他们对婴儿几乎没有什么保护。他们可能会对婴儿的啼哭或情绪表达产生恐惧或愤怒的反应。婴儿的这些体验无法得到矫正性的修复，于是他们持续地处于强烈的痛苦状态中。这些经历严重影响了未成熟大脑的生物化学环境，导致他们缺乏有效的应对策略、认知发展受损以及形成不良的依恋。早期关系创伤带来的影响既有长期的，也有当下的，尤其是由于右脑发展的性质及其对社会环境的依赖（Schore，2001）。

　　在安全型依恋的婴儿-父母关系中，当孩子受到压力或威胁性刺激时，父母能够稳定地为孩子提供调节体验。父母给予抚慰的触摸、滋养以及安抚的话语，让婴儿平静下来，促进其健康的应对反应。相比之下，无法调节自身痛苦的父母往往会对孩子的依恋寻求行为做出可怕的反应。虐待或忽视的照顾者会对孩子造成长期的负面影响，让其长期处于创伤状态，因为照顾者无法为孩子提供调节体验。长期处于这种状态的孩子，无法得到安抚或寻求保护，最终将学会解离，并停止依恋寻求行为。当他们这样做的时候，他们的神经生物系统也在发生着相应的变化，以诱导麻痹和减轻疼痛体验的状态，这会导致孩子陷入僵住（immobility）状态，更重要的是，这会抑制情绪反应，包括啼哭呼救的反应（Kalin，1993；Schore，2001）。当婴儿或儿童达到这种状态，并且持续地用解离来保护自己避免日常生活中的痛苦和伤害时，这也会塑造他们大脑中的神经通路，使其成为应对恐惧或威胁的自动反应。于是这些儿童无法成功地发展出应对危险的战斗或逃跑机制，而是处于一种长期的僵住状态（Van der Kolk，2015）。

在遭受严重忽视和情感虐待的家庭中长大的儿童很可能会对照顾者产生混乱型依恋模式（Schore，2001）。研究表明，大约80%的受虐待儿童会产生混乱型依恋（Solomon & George，1999）。这一惊人的统计数据让我们得以一瞥生命早期经历的重要性。受虐待的儿童陷入了一个悖论：他们迫切地需要父母，却又时刻体验到父母不在身边（或人在心不在）。父母不再是帮助孩子缓解痛苦的避风港，而是让他们感到恐慌和痛苦的来源。当孩子做出依恋寻求行为来减轻自己的压力或恐惧时，父母会做出增加他们的痛苦和恐惧的令人担忧的行为。这就让孩子无法体验到放松，无法建立起调节情绪的能力。由于他们的边缘系统发展不良，孩子的理解和适应性应对功能明显受损。他们可能无法停止让自己以适应不良的方式来应对威胁或脆弱感。通常情况下，孩子会做出冻结、静止、忧虑、紊乱、失去方向和恐惧的行为（Main & Solomon，1986；Zilberstein & Messer，2007）。

早期的不良经历塑造了孩子现在的存在方式，并对他们的心理健康产生长远的影响。随着孩子长大并达到学龄，他们在社交技能、应对技能、学习技能和同理心发展方面往往不成熟。他们可能会持续保持高度警觉，认为周围的人都具有威胁性。当开始与同龄人或老师形成依恋关系和人际关系时，他们可能会表现出不一致的依恋寻求行为，如黏人、要求获得持续关注，然后又感到害怕、猛烈地攻击或表现出退行行为。这都会导致孩子在外部环境中能获得的社会支持变得非常有限。

实践干预方法

因为混乱型依恋的孩子存在相应的神经学问题，所以要用体验性、表达性的游戏治疗干预法来帮助他们开发新的神经通路，帮助他们理解存在于身体中的各种感受、体验到的各种不同类型的情绪，并努力与他们建立一致的联结（而不是他们过去学到的行为方式及解离的情绪反应）。为儿童提供与情感滋养、保护和安全相关的玩具非常重要，可能包括玩具食品、毯子、装扮用的服饰、玩具屋（包括家具和玩具小人）、玩具娃娃和奶瓶；医疗玩具（如医生用的医疗工具包、创可贴和放大镜）以及学校玩具（如铅笔、纸、桌子、小玩偶或小雕像、校舍和校车），这些会是儿童掌握更多词汇，用以探索和讨论外部世界的重要手段。允许孩子进行攻击类游戏也很重要，在这种游戏中，治疗师可以暗示或明确地允许孩子表现出他们受到过的伤害和困惑。在孩子的疗愈过程中，允许孩子使用包括盾牌、剑、绳子、刀或枪在内的玩具是很重要的。

感官游戏、沙盘和表达性艺术都可以激发孩子强有力的情感体验，同时帮助他们进行调节，学会在不解离的情况下感受身体的感觉和情绪感受。在治疗的初始阶段，很重要的是进行身体层面的调节，减少出现解离的时间。与治疗具有复杂性创伤的儿童类似（见第八章），临床工作者需要留心在游戏治疗室里尽可能多地创造安全感，（如果可能）不要在父母和孩子之间的依恋损伤修复之前就匆忙地对关系创伤展开工作。

我和你玩偶

该表达性艺术干预方法是根据杰西卡·斯通（Jessica Stone）博士设计的游戏治疗干预法"我的玩偶"改编的，可以让父母和孩子一起加入共同创作的过程中，以增强他们之间的关系和依恋（Kaduson & Schaefer，1997）。该方法的目的是为儿童和成人创造一种自体表征。当他们在制作自己的玩偶时，他们内在的情绪状态以及他们如何看待自己，都会通过在玩偶的内部和外部放置的装饰物和象征物而进入意识层面。然后，他们可以用这些玩偶来应对人际关系中的挑战，并培养同频和反映性倾听的技能。

所需材料

毛毡（至少2种颜色）

绣花丝线（至少3种颜色）

纱线（2~3米，剪成20条，每条约13厘米）

针（针眼足够大，可容纳3股线）

剪刀

棉花球

热胶枪和胶棒

指导语

1. 邀请来访者选择一种颜色的毛毡作为他们正在制作的玩偶的主体。你可以让他们从几种不同的颜色中选，因为这能体现出来访者是怎么看待自己的。用记号笔在毛毡上画一个姜饼人的图案。会用到两个相同的毛毡姜饼人。如果需要，你也可以在网上找到更多喜欢的人形模板。

2. 把姜饼人的形状剪下来，把两块毛毡合在一起。请来访者用针线将玩偶的身体缝合在一起，留出一定的空间用来填充棉花。如果需要，你可以请父母帮孩子穿针。很重要的是让父母成为治疗中的"助手"，并在整个活动中展示他们成为孩子的资源的能力。

3. 缝制完成后，请来访者选择不同的装饰物，这些装饰物代表着他们是什么样的人、他们内心的感受、他们经历的情绪体验，以及他们身体的感受。去大自然中走一走，收集一些能够表达这些内容的物品，这可能会是一次特别有力的体验，因为大自然里有大量的手工艺材料可供选择。

4. 邀请来访者将这些物品放到他们的玩偶里面，也可以在玩偶的外面粘上或缝上一些。很重要的是，在填充棉花或其他填充物之前，先把其他各种物品放在玩偶内部。当来访者把每一件物品放在他们的玩偶里时，聊一聊这个物品对来访者来说意味着什么，处理可能会引发的各种想法和感受，然后邀请他们分享以前有过这种感受的经历。

5. 当来访者感觉玩偶的内部已经填装好了，就用填充材料进一步填满玩偶，再把玩偶缝好。然后，来访者可以用他们觉得最能代表他们的物品自由地装饰玩偶。他们还可以制作衣服，用毛毡或其他材料粘或缝到玩偶上，也可以在玩偶上绘制或缝上表情。如果他们愿意，还可以用纱线为玩偶做头发。

6. 当父母和孩子都把他们各自的玩偶做好了（可能需要好几节治疗的时间才能完成），讨论他们通过制作玩偶可能体验到的成就感。邀请他们分享这个玩偶如何代表他们此刻的样子或他们未来想成为的样子。然后，他们可以选择把玩偶带回家，或是把它们交给治疗师，保存在一个特殊的地方。这些玩偶是很重要的，可以在后续的治疗中用来进行角色扮演或做玩偶游戏，以发展来访者健康的情感表达，促进并理解如何给予情感滋养、同频和同理心。

7. 家庭可能会选择制作多个玩偶，用来代表他们生活中不同的情感或事件。这有助于增进父母和孩子之间的理解和沟通，因为他们在倾听各自的故事时，会对彼此产生同理心，尤其是在整个过程中促进父母对孩子的共情。

案例研究

瑞贝卡最近被小学的班主任推荐来参加门诊游戏治疗。她随家人横跨整个国家搬到这里，她很难适应新学校。在搬家之前，瑞贝卡几乎毫无准备，也没有时间与朋友和大家庭的亲戚道别。她经常穿着和前一天一样的衣服来学校。有时瑞贝卡在学校发生了大小便失禁，第二天，她仍然穿着脏兮兮、没有洗的衣服来学校。在学校里，她被班上的孩子们欺负，他们叫她"臭烘烘的梅莉"，还轮流做出碰臭奶酪的样子来笑话她，说她携带的细菌污染了教室。

她的家庭牧师同意替他们支付咨询的费用，条件是父母也要一起参加，因为全家人都在适应新的社区和社会环境上遇到了困难。一开始，她的父母向治疗师透露，他们的家庭生活原本很稳定，但是后来搬了好几次家，先后住在好几个亲戚的家里。父亲在婚后的最初几年一直有份稳定的工作，但是后来他决定追随自己的梦想，成为一名面包师。他说自己没有接受过正式培训，也没有相关经验，但是他喜欢烘焙，想要自己创业。这家人很快就陷入了混乱，失去了他们唯一的经济来源，也失去了他们的家，不得不搬去和亲戚一起住。每一次安置都没有持续超过几个月的，这家人的内部和外部资源已经消耗到了极限。

在这段时间里，瑞贝卡经常和她不熟悉的各种亲戚一起生活，也没有人留心照顾她。随着他们最近的一次搬家，他们已经远离了大家庭的纽带和支持。她的父亲在一家饼干工厂找到了工作，上夜班，而她的母亲则在当地的杂货店找到了一份早班和白班的工作。虽然这样的安排对他们家的经济状况来说有好处，但他们仍然需要非常努力地维持生计，家人之间很少能见面，瑞贝卡经常独自在家，需要自己照顾自己，就算她的父亲和她一起在家，父亲也经常在睡觉。她要自己负责按时上学，完成家庭作业。

当瑞贝卡第一次参加游戏治疗时，她穿着明显脏兮兮的衣服；显然她已经好几天没洗澡了。她的头发凌乱，垂在脸上。她很少进行眼神交流，但总是在高度紧张的状态下扫视房间。相比之下，她的母亲穿着干净的衣服，尽管已经穿旧了，还化了妆，头发向后梳得很整齐。她父亲的外表有点凌乱，看上去精疲力竭。他眼袋很大，而且他说，他应该在家里睡觉，而不是坐在治疗室里。治疗师邀请家人进入游戏治疗室，并开始向他们介绍游戏治疗。瑞贝卡的父亲打断了治疗师的话，说："我们只需要让孩子别再把大便拉在裤子里，一切就都会好起来的，对吧？"同时发出了响亮的笑声。瑞贝卡低下头咬起了自己的手指，妈妈则也在一边咯咯地笑了起来。治疗师不动声色地转移了父亲谈话的方向，并尝试进行一些修复，邀请瑞贝卡和她的父母一起做游戏。

治疗师很快确定，在亲子治疗工作开始发挥作用之前，父母首先需要学习积极的育儿方法，并理解孩子的行为和依恋需要。父母同意参加一个育儿小组，并与治疗师会面，着手修复和理解孩子的焦虑、失眠、遗尿和适应困难背后的依恋问题。

在接下来的几周和几个月里，瑞贝卡的父亲在持续出席治疗这件事上总会遇到困难。只有在出现重大危机或行为问题时，他才会参加治疗。然而，她的母亲参加了每一次治疗和育儿课程，随着时间的流逝，她开始讲起了自己小时候遭受虐待和忽视的经历。她最初并没有意识到她的女儿也正在情感上经历着与她的童年类似的情况，因为瑞贝卡有东西吃，有房子住，但是缺少情感滋养和同频这些关键要素。对于女儿经历的这一切，母亲体验到了巨大的哀伤和羞耻，以及愤怒和自责。当母亲修通了自己内在的价值观和爱的模式后，她对自己育儿能力的信心增强了，她开始能够做到为瑞贝卡提供情感上的滋养，在女儿做出适应不良的应对反应时，能及时"接住"她。但她的丈夫却不同意这种更加积极的育儿方式，并且拒绝与妻子一起学习这些技能，这带来了严重的婚姻问题。

在瑞贝卡的个体游戏治疗过程中，她一直被玩具屋所吸引：在治疗的早期阶段，她会把大部分治疗时间花在整理玩具屋里的家具上，直到她对家具的位置感到满意为止。她会在抽屉里装满洋娃娃衣服，把洋娃娃盘子、食物和饮料放在厨房里。她精心设计制作了一个游戏区，在里面装满和娃娃的大小匹配的玩具、书籍和各种户外游戏用具，包括秋千、跷跷板和滑梯。有趣的是，她从来没有把玩偶的家人放在房子里。她会根据大小、种族和年龄来排列那些玩具，把他们在屋外排成一行，放在地板上，一边咯咯地笑，一边发出尖锐的尖叫声。瑞贝卡很少与治疗师交谈，但似乎可以很舒服地坐在她身边。治疗师用以儿童为中心的游戏治疗方法，用语言追踪描述她在玩的游戏，描述她对玩具的选择和游戏的过程。

在这种重复的游戏模式持续几周后，瑞贝卡抬起头来看着她的治疗师说："我想这家人现在已经准备好搬进来了。"她的游戏后来变成了设计家庭环境，她总会把一些娃娃留在屋外，因为只有少数选定的娃娃才被允许进入屋内。在接下来的几周里，治疗师在瑞贝卡的允许下，慢慢地将她的母亲引入游戏治疗室。显然，她的母亲感到非常不自在，说自己在治疗室里感到害怕和脆弱。瑞贝卡坐在母亲对面，重复着游戏治疗师对她说过的话："这里是一个很安全的地方，你可以在这里感受那些情绪和担心，妈妈。这就是为什么在这里进行的工作虽然很难，但是很好的原因。"母女俩能够进行眼神交流，做到了之前从未被观察到的同频时刻。

要改变他们依恋模式的结构需要几个月的治疗时间。然而，瑞贝卡的母亲非常致力于解决和修复已经发生的伤害。她们通常会取得一些积极的进步，然后又退回功能失调的模式，但她们仍然每一周都在继续一起努力着。慢慢地，随着我们更加能够理解瑞贝卡的内心世界，她体验到了妈妈对她的同频，以及更加稳定、更一致的养育，曾经反复出现的遗尿问题逐渐消失了。

她的母亲被教导定期洗澡和个人卫生对儿童的重要性，并开始确保女儿的个人卫生得到改善。这让瑞贝卡在学校的生活也发生了巨大的变化。她没有再因为穿脏衣服或不干净而被其他孩子取笑，这提高了她的自尊、自我接纳和价值感。

瑞贝卡慢慢地把更多的玩偶放进她的玩偶屋，因为她的世界感觉不再那么破碎。余下留在外面的玩偶是成年男性。这是一个男性的芭比娃娃，肌肉发达，面带微笑。它的部分面部表情已经褪色，所以很难确定它的眼睛表达了什么表情。他经常被留在外面，没有住所，也没有食物。渐渐地，瑞贝卡开始探索自己在游戏中对父亲的感受和情感体验。他说话时嗓门很大、性格暴躁，这些都让她感到害怕。在她眼里，爸爸难以捉摸，令人恐惧。爸爸有的时候又和善又搞笑，有的时候易怒暴躁、大吼大叫，让人害怕。他从不打人，但对瑞贝卡和她母亲常常说话刻薄。生气时，他对着墙壁出拳，或者砸坏东西。有一次，当他因为瑞贝卡的"无礼"而生她的气时，他惩罚了她，把她所有的玩具都扔进了垃圾桶。这对她来说是毁灭性的打击，因为她原本就只有很少的玩具（她妈妈想办法偷偷把她最喜欢的熊捡了回来，这是她晚上睡觉时抱着的熊，但熊也成了她唯一剩下的玩具）。

在这一创伤性事件之后，她的父亲同意接受心理咨询。他表达了对自己的行为以及这件事对家庭造成的影响的懊悔。他试图通过给瑞贝卡买新玩具和给妻子送花来修复关系。然而，不仅仅是这一件事，过去几年累积起来的颠簸不定和混乱生活也对孩子造成了严重的伤害。他不明白为什么女儿对他如此疏远，不愿玩他给她买的玩具。他报告说，如果他靠近女儿，她就会退缩，他的妻子也不愿意和他说话。因为他处于危机之中，所以连续参加了三次每周一次的治疗，然后便宣布："一切都很好，医生。我们不再需要治疗服务了。牧师说他已经支付了这里的一切费用，我们不会回来了。"在确定了最后一次治疗是免费的之后，他很不情愿地同意了女儿可以再来一次。

在最后一节治疗中，瑞贝卡最初表现得非常冷漠，谈话也浮于表面。当治疗师通过表达对治疗即将结束的悲伤，并告诉瑞贝卡她会想念她，来示范健康地表达失落的情绪时，瑞贝卡的眼里涌出泪水，她伸出双臂拥抱了治疗师。瑞贝卡的母亲搂着女儿，安慰着她。在治疗的结尾，他们一起创作了一本回忆之书来记录瑞贝卡的治疗历程，好让她带着这本书回家。

家庭的整合

如果父母不能以更健康的方式与孩子相处，那么与其他类型的创伤一样，忽视和情感虐待就可能会导致严重的依恋损伤，甚至导致依恋系统的破裂。如果父母自己有未解决的创伤或被忽视经历，他们就很难帮助孩子认识到自己的行为和情绪表达是非适应性的，也很难为孩子的情绪和情感创造一个抱持的环境。然而，至关重要的是让父母参与治疗的过程，从而让改变和疗愈有机会在家庭系统内发生。

请父母前来单独与治疗师进行个体咨询，或作为夫妻一起来进行伴侣咨询，以评估他们在依恋方面的能力，帮助他们学习同频、情商和沟通技巧，这可能也很重要。父母需要学习正面的、着眼于优势的育儿技能，来改变在痛苦的阶段形成的消极互动。他们可能需要心理教育，来了解什么样的养育方式意味着对孩子的忽视和情感虐待，因为许多父母本身就曾经成长于虐待或不良对待儿童的家庭。他们可能没有意识到，或者不理解这种不一致或惩罚性的养育方式是怎样导致他们的孩子出现不适应的行为的。许多父母，比如瑞贝卡的父母，不理解或是没有意识到他们没有满足孩子的情感需要或依恋需要，因为他们在重复着自己成长过程中经历过的父母的虐待。

当父母能够学会管理好自己的情绪体验时，他们就有能力更好地管理并理解孩子的情绪。治疗很少是一个线性的过程，治疗师必须愿意具备灵活性和适应性，因为改变是需要很长时间才能发生的，而且可能是一个又可怕又脆弱的过程。父母需要与治疗师一起来体验避风港和安全基地，以便能够为孩子提供这种体验。

　　一旦治疗师评估孩子和父母都准备好了开始二元工作，在着手解决关系中过去发生的创伤之前，首先要重点关注如何建立并加强同频、情感联结和安全感，这是很重要的。如果家庭中对孩子的情感虐待或不良对待在持续发生，那么在这个时间进行家庭治疗就不符合儿童的最佳利益。当父母和孩子一起学习并发展了一些关系技能后，就要开始在他们之间培养纠正性的情感体验，这一点很重要。利用处方式游戏干预来教授如何彼此同频，用健康的方式来表达想法和感受，并学习如何认可孩子的体验，这些都是很重要、关键的依恋需要。教会家长如何参与在情感上滋养孩子的活动也非常重要。父母要学习如何舒服地和孩子坐在一起，讲故事，通过触摸和肢体接触来表达爱，这些都是非常重要的依恋行为。在这一阶段，治疗性游戏干预法可能特别有效，因为这套方法使得父母和孩子在学习这些更为亲密，也更为脆弱的建立依恋的技能时，可以进行有趣的互动。

　　不幸的是，瑞贝卡的故事在虐待和忽视儿童的家庭中并不少见。在许多情况下，可能只有一位家长愿意参与治疗过程，学习改变自己的行为和养育方式，而他／她的伴侣则持拒绝态度。这位拒绝参与并被贴上"阻抗"标签的家长，因为他／她自己的虐待史和创伤史以及神经损伤对大脑产生的影响，实际上可能确实无法改变（尽管这并不能否认他们对孩子的幸福和安好是负有责任的）。临床工作者必须意识到这些问题，进一步学习神经生物学方面的知识及其对家庭关系的影响。

　　当只有一位家长参与孩子的治疗时，这可能会对家庭和父母之间的关系带来冲突，治疗师需要注意到这一点。很重要的是，要评估家庭现有的外部支持系统，并利用这些系统来加强家庭内部的关系。同样重要的是要注意到，当参与治疗的家长和孩子的关系得到强化时，他们会在不经意间发展出纠缠的关系，使他们与未参与治疗的那位家长形成对立。

家庭可能需要全方位的服务，首先解决家庭的基本物质需要（包括食物、住所和工作），然后才能在情感上有足够的储备来处理依恋和养育问题。在家中进行养育教练（parenting coaching）非常有助于教会父母新的养育方式，比如，如何为孩子制订一致、恰如其分的后果，并学习如何管理困难的情绪和体验。

⊃ 反思与小结

与经历过创伤的家庭合作，尤其是存在情感虐待和忽视的情况下，对临床工作者而言可能特别具有挑战性。长期虐待造成的无形的创伤可能会造成终身的关系问题和人际依恋损伤，以及儿童早期发育中的神经损伤。通过以整体、系统的视角和整合性的方法接待家庭，治疗师既可以从外向内工作，也可以由内而外工作，利用外部和内部资源来帮助家庭增加他们的支持，增强提供一致性和养育的能力。

游戏治疗为家庭提供了一个体验安全基地和安全感的机会，因为家庭成员能够在这个空间中一起进行有意义的干预。通过治疗关系以及游戏治疗室中创造的安全感，游戏治疗师可以镜映健康的依恋技能，如一致性、无条件积极关注、适当的情感表达和共同调节。随着家庭开始学习新的方式来与他人接触，并修复他们关系中的依恋损伤，亲子关系中就可能出现疗愈和修复。

参考文献

Jones, A.S., & Logan-Greene, P. (2016). Understanding and responding to chronic neglect: A mixed methods case record examination. *Children and Youth Services Review, 67*, 212–219.

Kaduson, H., & Schaefer, C.E. (1997). *101 Favorite play therapy techniques*. Lanham, MD: Rowman & Littlefield Publishers Inc.

Kalin, N.H. (1993). The neurobiology of fear. *Scientific American, 268* (5), 54–60.

Main, M., & Solomon, J. (1986). Discovery of an insecure-disorganized/ disorientated attachment pattern: Procedures, findings, and implications for the classification of behavior. In Brazelton, T.B. & Yogman, M.W. (eds.), *Affective development in infancy* (pp. 95–124). Norwood, NJ: Ablex.

Schore, A.N. (2001). The effects of early relational trauma on right brain development, affect regulation, and infant mental health. *Infant Mental Health Journal, 22* (1–2), 201–260.

Solomon, J., & George, C. (1999). *Attachment disorganization.* New York, NY: Guilford Press.

Van der Kolk, B.A. (2015). *The body keeps the score. Brain, mind, and body in the healing of trauma.* New York, NY: Penguin Books.

Zilberstein, R., & Messer, E.A. (2007). Building a secure base: Treatment of a child with disorganized attachment. *Clinical Social Work Journal, 38*, 85–97.

第十章

邀请家长进入
游戏治疗室

怎么做、为什么以及方法

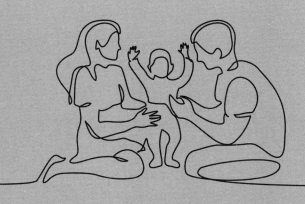

引言

正如本书第二章所提到的，以依恋为中心的游戏治疗是一种整合性的游戏治疗模式，从整体性的视角出发进行思考，将孩子视为家庭系统的一部分。把整个家庭视为治疗中的来访者，让父母参与到孩子的治疗过程中，这对于造就最后的改变和疗愈至关重要。到目前为止，在本书的每一章中，我们都探讨了让家人参与游戏体验为何有利于孩子与父母之间的依恋关系。本章我们将讨论实际将家庭（尤其是父母）带入游戏治疗室参与治疗的逻辑。临床工作者可能面临哪些挑战？向家庭发出邀请的最佳做法是什么？

文献简述

如果父母参与游戏治疗对孩子的治疗成功至关重要，为什么有些父母并不全力以赴，而只是选择"袖手旁观"？为什么有些人会逃避这个过程，或者不花时间来参加呢？在我从事游戏治疗工作多年以来，我目睹了一些家长（有意识或无意识地）拒绝全身心参与孩子的游戏治疗的关键障碍和原因。

首先，当孩子的情况已经发展到了要通过接受游戏治疗来处理其潜在的情绪和行为问题时，父母往往已经在情绪上和身体上疲惫不堪了。

抚养孩子需要花费大量精力，尝试与行为有重大挑战的孩子合作可能会导致耗竭，这是可以理解的。"我爱我的孩子，但我已经不喜欢他们了。"从父母嘴里听到这样的话并非罕见，尤其是当孩子的行为表现已经在相当长的一段时间内成了家庭结构中的一部分的时候。除了没有使用心理治疗，有些父母已经尝试了几个月甚至几年的各种方法，想要改变他们的家庭关系和孩子的行为。

对其他失败的方法产生的失望会带来挫败感、愤怒，甚至绝望的感觉。有些父母几乎不再相信心理治疗能给孩子带来持久的改变。如果他们已经不再相信这个过程能起到任何作用，他们就很难全身心地投入其中。很多时候，父母早已感到束手无策了，于是许多父母将游戏治疗视为给他们的孩子带来真正改变的最后机会。在某些情况下，将治疗视为最后一搏的想法可以激励他们投入进来，认真地对待这个过程，因为这是他们的最终选择。然而令人难过的是，也有一些家长因为过去的挫折和负面的治疗体验，或是在学校中的经历而感到灰心失望，从而对他们的治疗动机和承诺造成不利影响。

如果亲子之间既存在情感和行为上的挑战，还缺乏依恋，在这样的情况下，父母和孩子就有可能形成互相拒绝的依恋模式。这通常始于遭到拒绝后的下意识反应，比如当你伸手去拥抱孩子时，孩子转过身去或远离你。父母因此陷入认为自己不可爱、不被爱的感觉中，感到羞耻或脆弱。如果这种情况勾起了他们过去曾经体验过的羞耻感和被拒绝的感觉，那么父母可能会退缩，并在孩子遇到困难时不向他们提供关爱或安慰。这反过来又会导致孩子体验到羞耻感、拒绝感和孤独感，导致他们在情感上进一步退缩。正如休·约翰逊博士（Sue Johnson，2013）所写的，"当爱开始慢慢被腐蚀，接着减少的就是同频和随之而来的情感反应。随着情感反应的减少，伴侣变得更加脆弱，他们对情感联结的需要也变得更加急切"（p.185）。如果我们把"伴侣"这个词换成父母或家人，放在首要依恋关系的语境中来理解，其含义就更为深刻了。当脆弱感出现时，经常发生的情况是，我们开始感到要保护好我们的心，防止那些我们迫切需要联结和抚慰的人带给我们伤害。我们成了穿戴起全副盔甲的骑士，阻挡所有指向我们的伤害。不幸的是，在有些家庭中人们从不脱下盔甲，防御始终都在，家人之间"关闭"了各自的依恋需要和依恋寻求行为。

导致有些父母（身体上和／或情感上）保持距离的最强烈的情绪之一是羞耻（shame）。近年来，著名的社会研究者布伦·布朗（Brené Brown）博士研究并发表了许多关于羞耻的书籍和文章。她（Brown，2012）将羞耻定义为，一个人认为自己不值得被爱而产生的深度的痛苦感受。人们往往将羞耻和内疚这两个词交替使用，但布朗指出了两者的根本性区别：内疚来自我们看到自己的行为没有实现期望中的结果和价值，而羞耻则是认为自己的存在本身就是个错误。内疚让人不舒服，但它可以促使我们在追求进步的过程中采取积极行动，但羞耻会导致情感联结的断裂，阻碍我们的人际关系和个人成长（Brown，2012）。

不幸的是，未解决的羞耻在接受治疗的儿童家长中很常见。他们可能会体验到强烈的失败感，根深蒂固地认为自己不是一个"好"父母，因为他们无法独自"搞定"孩子的行为或情绪上的挣扎。例如，每当他们的孩子情绪崩溃或在公共场合发脾气时，父母可能会感到羞耻和尴尬，不仅是因为这些行为本身，还因为他们相信旁观者会将这种爆发归因于父母糟糕的教养。尽管心理健康专业人士会毫无疑问地认为他们为孩子寻求治疗的选择是勇敢的，但也有一些家长认为这是他们无能的标志。此外，因为孩子可能会对他们大发雷霆，拒绝爱他们，或以其他方式行事，这些行动似乎都证明了父母对于自己没有做好本职工作的担忧，这种羞耻可能会变得复杂。这样一来，这种羞耻可能会导致父母远离孩子（出于一种自我保护，避免受到更大的伤害），从而进一步让他们迫切希望修复的依恋纽带更加充满张力。这就再次造成了一种不健康的关系循环，父母和孩子进一步相互排斥，更加疏远彼此。加上父母本身曾经遭受过的任何痛苦的依恋创伤或过去的关系问题，不难看出羞耻是多么有害，因为羞耻往往会自行发展、愈演愈烈。

布朗对羞耻的研究带来了一种文化层面的转变，她的这些工作是基于另一个基本心理建构：脆弱（vulnerability）。脆弱的意思是不确定、风险和情绪暴露。这意味着在无法保证成功的情况下把你的心敞开。这意味着即使你可能会受伤，也要敞开心扉。布朗教授说，"我们每天都要面对的脆弱并非是一个可选项。我们唯一的选择便是是否展示出来。我们拥有并展示脆弱的意愿决定了勇气的深度和目标的明确性"（Brown，2012）。有一些关于脆弱的文化迷思会让我们陷入不断试图保护自己（同时切断成长和联结的机会）的困境：一是脆弱就是软弱。有些人认为，坚强独立是力量，表现出任何人性、需要帮助或不完美的迹象都是软弱的迹象。但事实是，脆弱实际上就是勇气。这意味着即使入不敷出，我们也愿意冒险，愿意勇敢。另一个误解是，脆弱是我们可以自由做出的选择。的确，我们中的一些人可能不会选择承担某些风险，但活着本身就是脆弱的，无法完全避免。

　　治疗的定义就是脆弱。我们要求来访者敞开他们最深的恐惧、痛苦和希望，而他们正在接受治疗这一事实往往意味着他们发现表达情感或处理他们的经历很有挑战性。的确，我们努力培养与他们的关系，培养信任感，但我们本质上是在要求他们向陌生人敞开心扉。虽然游戏治疗室中的玩具和艺术用品可以提供一个缓冲区，帮助一些来访者减轻所感受到的情绪暴露（以及帮助儿童表达和处理他们的体验），但对于成年人来说，用玩具来互动可能会显得幼稚、愚蠢，或与他们格格不入，从而增加他们的脆弱感。用艺术创作或游戏的方式探索想法和感受可能会带来比他们所预期的更深层的脆弱，这可能会引发羞耻、不知所措、尴尬和恐惧。

　　脆弱和羞耻本质上是联系在一起的。具有讽刺意味的是，在协助犹豫不决的父母展开游戏治疗时，治疗可以解决并疗愈羞耻，但前提是父母从一开始就下定决心，愿意让自己足够脆弱，愿意积极地投入。要抓住机会，相信这个过程，并选择认真地对待治疗（即使他们最初感到有些不舒服）。羞耻的本质是，我们每个人都体验过它，而我们不喜欢谈论自己的羞耻，但通过足够脆弱地谈论羞耻，羞耻会变得更容易控制，在某些情况下，甚至会消散。

　　布朗（Brown，2012）说，同理心是消除羞耻的解药，而在健康的依恋纽带中，两个或两个以上个体之间会共享同理心。建立牢固、安全的关系可以疗愈我们的心和过去与依恋有关的创伤。修复家庭的情感纽带不仅对孩子有帮助，对父母也有帮助。这并不意味着孩子有责任减轻父母过去经历过的创伤，因为这会给他们稚嫩的肩膀带来不公平的负担，这么说只是为了传达：以依恋为中心的游戏治疗，即使最初的目的是为了帮助孩子，但是它实际上对所有家庭成员都非常有益。

　　许多父母缺少明晰的"路线图"来学习安全的育儿方法和经验，因此在育儿和与孩子互动方面困难重重。评估父母所采用的教养方式类型很重要，这与依恋和关系的强度直接相关（Dehart，Pelham & Tennen，2006）。权威型教养方式既为孩子提供爱和情感支持，也有明确的行为界限和期望。专制型教养方式往往对孩子更具惩罚性，通常包括威胁、批评和惩罚。使用专制型教养方式的父母在为孩子提供情感支持和向孩子表达爱与滋养方面存在困难（Dehart et al.，2006）。放任型教养方式往往对孩子的行为没有什么规则和期望，尽管采用这种育儿方式的父母往往对孩子很有感情，但他们难以调节孩子的行为和情绪反应。治疗师通过了解家长是如何对孩子的各种情绪和行为做出反应的，来评估家庭中在发生着的是什么，以及家庭需要得到什么样的治疗。

　　贫困、社区暴力、社会剥夺和无力感也可能影响父母识别或共同调节孩子痛苦的能力（Goodman，2010）。评估父母的创伤史也非常重要，因为这可能直接影响亲子关系和依恋（见第八章）。这些持续的或尚未解决的创伤可能会影响父母为孩子提供安慰、安抚他们的情感需要的能力，以及耐受孩子对独立、自主的需要的能力。自身具有创伤的父母可能会将孩子依恋寻求行为误认为攻击或威胁，不由自主地以一种让孩子感到害怕的方式对孩子做出回应（Goodman，2010）。在让父母参与孩子的游戏治疗之前，他们可能需要接受个体咨询，以解决这些问题。向父母推荐某个具有支持性的家长课程会很有帮助。

　　最后，家长对全情投入游戏治疗感到犹豫不决的另一个可能的原因是，这个过程会让他们感到不舒服（仍要再一次回到脆弱的概念，愿意暴露我们的内心）。尽管游戏治疗室里肯定会有欢乐的时刻和深具启发性的"突破"，但也会涉及一些不太容易谈论和处理的回忆、经历、想法和感受。换句话说，一些父母拒绝接受治疗的原因和孩子是一样的：心理治疗感觉很"怪"，有时候会让人感到非常痛苦。这也是为什么治疗师帮助他们循序渐进地进入治疗过程非常重要，慢慢地开始，创造一个情绪上安全、舒缓的环境，以此作为良好的背景，来缓冲治疗中一些"更难"的部分。

邀请家长一起玩

父母可能根本不明白玩玩具怎么能"解决他们的问题"（大多数儿童临床工作者已经多次听到这样的疑问和看法），或者帮助孩子从创伤、情绪或行为障碍中恢复过来。父母常常已经忘了，幻想和游戏正是童年的语言，通过游戏，他们的孩子可以表达自己的感受，袒露家庭中曾经发生的事情或正在发生的经历（Gil，2015）。通过参与进来和孩子一起玩耍，不仅可以让孩子明白更深层次的意义、理解和洞见，还能让父母站在孩子的立场上来体会，从他们的角度看一看世界。这为父母和孩子提供了一个机会，让他们在同频、共情和依恋方面发展出更强的技巧和能力。

从初始访谈开始就邀请父母参与进来，这样治疗师或许可以更成功地帮助父母理解他们为什么需要参与。做一些小而简单的事情，比如带父母参观游戏治疗室，解释游戏治疗是如何用生活化的语言来开展工作的，向他们展示不同的沙盘、木偶或表达性艺术干预的器具，同时这样的做法也有助于在治疗中和父母建立融洽的关系和信任。让不适感或"自己真笨的感觉"正常化也很重要，因为随着年龄的增长，成年人在社会化的过程中不再玩传统意义上的游戏了。对许多家长来说，他们已经好几年没有在地板上玩过家家或木偶戏了！一些成年人可能在很小的时候就成了"小大人"，在家里承担着家长的角色，可能从来就没有得到过像孩子般玩耍的许可。可能会有一些脆弱的情绪浮出水面，比如未解决的丧失，治疗师要和父母一起来重温这些早期的经历，疗愈这些创伤。这些早期的丧失和创伤可能是父母与自己的孩子之间存在困难的根本原因，因为未解决的丧失和创伤会在个体长大成为父母后，出现在他们的亲子关系中，这是非常常见的。

> 游戏治疗之所以有效，是因为我们用玩具作为工具来处理困难的想法、情绪、行为和关系中的互动。玩具是孩子用来体验、探索、参与和理解周围世界的工具。当我们能去到孩子的世界里与他们相遇（而不是期望他们进入成年人的世界来理解事物），那么改变和疗愈就会迅速而自然地发生。

在以依恋为中心的游戏治疗的早期阶段，参与亲子治疗或游戏治疗可能是有益的，尤其是那些在自己的生活中缺乏强有力的依恋对象的父母（或者，父母或许需要学习如何与孩子和谐相处、如何看见孩子的痛苦的技能，而不是将孩子的反应理解为自己不是个好家长）。如前几章所述，父母的依恋模式和先前的依恋史会影响他们如何养育自己的孩子、与自己的孩子互动的方式（Dehart et al.，2006）。即使在有安全感的家庭中，养育子女也是一个挑战，有时甚至令人沮丧，更不用说那些在自己的成长过程中本就经历过创伤、虐待或忽视的家长了。

通过慢慢地将抚触和情感滋养纳入游戏治疗的过程中，家长就可以学习情绪调节和共同调节的策略，了解安抚的触摸是什么感觉，学习如何回应孩子的各种反应，并享受这个过程带来的快乐。这些互动还可以帮助孩子体验到和父母在一起的安全感，让孩子得以开始修复他们之间断裂或受损的依恋关系，向更为健康的依恋关系靠近。

实践干预方法

在游戏治疗的早期阶段，引入治疗游戏和结构化、处方式的游戏治疗活动可能会让父母和临床工作者感到更舒服一些，因为这样的活动具有明确的目标和目的（而不是使用以儿童为中心的游戏治疗，因为这样的方式对有些人来说可能会引起矛盾的心情）。在初始阶段，我最喜欢玩的游戏之一叫"甜品世界（Candyland）"。这个游戏有几种不同的玩法，比如在洛温斯坦（Lowenstein）的《问题儿童的创造性干预》（*Creative Interventions for Troubled Children*，1999）一书中就有介绍，互联网上的各种教育博客和心理治疗博客中也分享了大量的游戏。我喜欢使用的版本既可以作为开场活动，也是一种评估方式，它是由霍莉·威拉德（Holly Willard）设计的。在这项活动中，孩子和家长选择不同的情绪（高兴、生气、悲伤、害怕、担心等），并将其与游戏板上不同颜色的路径进行匹配，每种颜色代表一种情绪。当他们走到游戏路径上某个颜色的位置，就要分享一段相应情绪的回忆。例如，如果绿色被指定为"担心"，父母或孩子就要分享他们曾经感到担心的一件事。对于治疗师来说，这也是一个很好的机会，可以加入游戏中，向家庭示范如何恰如其分地分享情绪、如何认可其他人分享的体验。这也是一个重要的评估工具，用来识别家庭的治疗主题、家庭中的角色、过去的创伤、家庭成员之间的互动和反应，以及父母是否有能力安慰孩子，为孩子的想法和感受创造一个安全的空间。

在亲子游戏治疗的初期，采用各种有助于促进亲子之间的正面接触和情感滋养的活动也很重要。教他们玩空中曲棍球，用棉花做球，在父母和孩子之间来回吹球，轻柔地触球，这个活动可以教会他们如何同频和调节。模仿游戏也非常有趣，亲子之间彼此模仿对方的动作、表情，以这些好玩的方式教父母和孩子一些技能。取决于家庭中亲子依恋的情况，培养信任感的初始阶段可能需要几周或几个月。

随着父母和孩子在游戏治疗室中共同发展出了舒适的互动方式，接下来就可以进行更有意义的干预，从而让父母和孩子可以一起来讨论各自不同的经历、想法和感受，例如婴儿手印活动（详见第三章）或双手干预法，这些活动都很合适（Mellenthin，2018）。当父母学会了反映性倾听、同频和共同调节的技能，并展示出为孩子创造抱持环境的能力时，依恋和创伤的修复工作就可以开始了。

双手干预法

在家庭游戏治疗中，表达性艺术媒介可以帮助家庭成员说出难以言说的话，开辟父母和孩子之间对话和沟通的新方式。在游戏中融入表达性艺术，父母和孩子就都拥有一个不具威胁性的交流媒介，可以既有创造性又有乐趣地探索孩子的想法和感受。在以依恋为中心的游戏治疗中，我们广泛地使用双手，来教授并提高父母给予孩子情感滋养、安慰其情绪的能力。这既是字面意义上的，也有隐喻意义，因为孩子学着以健康的方式寻找父母，同时父母也在学习如何创造出一个安全的抱持空间来回应这种接触（Mellenthin，2018）。在临床实践中，我发现双手可以提供非常强大的符号表征以及深刻的隐喻。在我的沙盘治疗中，各种不同的手的塑像是各个年龄和发展阶段的来访者使用最多的道具。

身为人类，我们大多数人都渴望拥有一只可以握住的手。手可以把我们托起来，也可以把我们推下去。手可以抱人，也可以伤人。这个游戏治疗干预法旨在加强亲子之间的依恋系统。在该方法中，父母和孩子同时参与表达性艺术活动，创造出代表彼此的优点和价值的拼贴画。通过让父母和孩子关注彼此正面的特质、共同创造一些东西，给予了他们一个加强亲子关系的机会（Mellenthin，2018）。

所需材料

空白卡片

剪刀

胶水

记号笔

几本杂志

指导语

1.邀请来访者在空白卡片上勾勒出其他人的手，然后把手形剪下来。提供给来访者各种不同的杂志，用于制作拼贴画。

2.指导来访者剪下各种能够代表彼此的正面品质或特点的文字和图片。孩子创作父母的手，父母创作孩子的手。当他们找到了自己心仪的文字和图片时，指导他们把这些文字和图片剪下来，粘在之前剪下来的手形卡片上，填满整只手。

3.当父母和孩子都完成后，治疗师就和来访者一起探讨他们的手可以做些什么——有些时候，手可以伤人；可以举起重物或抚慰某人的伤痛；可以抱着别人；可以创造美丽的事物；可以在泥土里挖沟，也可以在花盆里种植物；可以牵着另一只手。想想手能做的所有事情，把它们写下来。

4.你可能会想和来访者讨论以下问题：

- 你创造的这两只手有什么不同之处？有什么相似之处？

- 双手如何创造抱持？如何带来力量？仔细想一想，一只手能拿的东西和两只手能拿的东西有不同吗？

- 在你们的关系中，在哪些细小的事情上，你们可以用双手一起来加强你们之间的联结？

5.在治疗结束时，治疗师邀请父母和孩子设法在一块较大的卡片或白纸上把两只手连在一起。你可以和他们一起把画裱起来，或者鼓励他们一起买个画框，把这幅画挂在一个他们可以经常看到的地方，以此来记住对方的优点（图10.1和图10.2）。

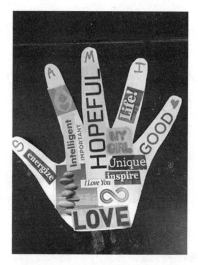

图 10.1　双手干预法中父母为孩子创作的手

（译注：图中文字包括爱、我爱你、鼓舞、独特、我的女孩、活跃、聪明、重要、满怀希望、生活、好）

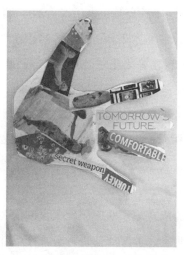

图 10.2　双手干预法中孩子为父母创作的手

（译注：图中文字包括明天、未来、舒适、秘密武器、火鸡）

以依恋为中心的游戏治疗什么时候不适用

以依恋为中心的游戏治疗被视为一种"自上而下的方法"，这意味着家庭系统发生持久改变的关键在于父母（Mellenthin, 2018）。取决于亲子关系中过去和现在的依恋损伤的性质，以及家庭成员之间的依恋模式如何，治疗师需要对何时让父母参与到孩子的治疗体验中进行仔细评估。时间的长短、父母的参与，以及父母意识到他们在这个过程中的影响的能力，都是决定何时以及是否应该邀请父母进入游戏治疗室的重要因素。

在本书中，我们讨论了家庭中可能发生的大量问题，以及这些经历在如何塑造依恋关系。尽管让来访者保持乐观、心存希望，让他们理解，生活中的挑战、创伤发生后，疗愈也确实会发生，这些是很重要，同样重要的是，治疗师也要评估在哪些情况下，亲子治疗或家庭治疗不适合某位来访者，不会为他带来益处。

在某些情况下，让父母参与孩子的治疗在现实层面是不可能的，例如父母的养育权被终止、遗弃、父母被监禁或驱逐出境后，儿童被送去长期寄养中心。当父母无法出席时，治疗师通常会代替他们的角色成为儿童的依恋对象（这一内容贯穿全书）。然而，在一些其他情况中，不仅要评估家庭中的身体安全和性安全，如第九章中所讨论的那样，父母和孩子之间的情绪安全也是至关重要的。

在评估家庭的依恋需求时，当家人之间的关系是高度纠缠的时，就必须先帮助家庭学习如何进行分离个体化，然后再去强化依恋关系中的联结。为了让家庭具有情绪上的安全感，家长必须允许孩子具有一定的自主性。即使是年龄非常小的孩子，他们也需要被看见，他们的边界也需要得到尊重。协助个体化的进程，或者用鲍温（Bowen）的家庭系统的语言来说——"自我的分化"，实际上会带来更加强而有力、更为健康的依恋（Nichols，2014）。这会减少家庭系统中存在不安全型依恋时经常发生的三角化，并有助于增强自尊和自信。

治疗师可能需要将父母转介去进行夫妻咨询或个体咨询，首先解决成年人之间的关系问题和困扰，然后他们才适合参与孩子的治疗工作。父母可能需要恢复和修复他们之间的依恋关系，才能够为孩子的生活提供安全基地或持续的情感滋养。当孩子经历创伤后，父母往往也会体验到次级创伤的症状，甚至可能由此发展成创伤后应激障碍，这也是很常见的，尽管他们并不是事件的主要受害者。例如，当孩子受到性侵犯时，父母通常会因为没能保护孩子免受这一创伤事件的伤害而感到非常羞愧、无助和内疚。他们可能会有攻击或报复的想法，因为他们的孩子受到了伤害，尤其是当侵犯的细节被他们知道之后。他们可能会反复思量孩子所体验到的痛苦，或是时刻想着孩子遭受的侵害。在让父母参与孩子的治疗过程之前，先通过个体咨询或夫妻咨询来处理父母的创伤症状是非常重要的，特别是如果父母无法应对自己的痛苦，也无法为孩子的创伤创造一个抱持的环境。

当父母自己在童年或成年时期经历了未解决的创伤时，他们的创伤通常会被孩子的依恋需要和依恋寻求行为激活。除非父母能够处理好自己的个人创伤，不然他们可能会感到不知所措，或者无法满足孩子的需要。很重要的是，要在与孩子一起进行游戏治疗之前，先处理好父母未完成的哀伤与丧失。

有些时候，即使治疗师已经向父母提供了必要的心理教育，也建立了融洽的关系，但是父母有可能仍然不愿意改变、不愿参与孩子的治疗。对于临床工作者来说，很重要的是要继续尝试与父母建立关系，要意识到父母的"阻抗"实际上来自心里的恐惧。父母也可能担心孩子会对治疗师产生更强烈的依恋，并因此感觉亲子关系受到威胁。治疗师要鼓励父母，认可他们的体验，并以安全依恋的方式对待他们，这有助于治疗师在治疗关系中建立起安全基地。当安全的治疗关系建立起来了，关系中的信任就会得到发展，父母参与的可能性也会随之增加。当治疗师能够记住这一点，他们也就有可能更好地理解并共情地对待父母，知道父母的阻抗通常根植于他们个人的羞耻、失败感和依恋的损伤。

⤵ 反思与小结

以依恋为中心的游戏治疗寻求的是解决问题的根源，从核心上解决问题，而不是简单地在伤口上贴创可贴。它旨在治疗导致适应不良行为的潜在的关系与依恋损伤。作为临床工作者，如果我们真正理解依恋是双向的，我们就不能指望在没有双方共同参与的情况下帮助疗愈依恋关系。因此，我们必须意识到妨碍参与的常见障碍，理解它们通常根植于羞耻和对脆弱的恐惧，然后努力解决它们，这样父母就可以全然投入孩子的治疗过程中，从而增加成功的机会。

参考文献

Brown, B. (2012). *Daring greatly: How the courage to be vulnerable transforms the way we live, love, parent, and lead.* New York, NY: Penguin Random House.

DeHart, T., Pelham, B.W., & Tennen, H. (2006). What lies beneath: Parenting style and implicit self-esteem. *Journal of Experimental Social Psychology, 42*, CE1–17.

Gil, E. (2015). *Play in family therapy. 2nd ed.* New York, NY: The Guilford Press.

Goodman, G. (2010). The impact of parent, child, and therapist mental representations on attachment-based intervention with prepubertal children. *Clinical Social Work Journal,* 38, 73–84.

Johnson, S. (2013). *Love sense.* New York, NY: Little, Brown, and Company.

Lowenstein, L. (1999). *Creative interventions for troubled children.* Toronto, On: Champion Press.

Mellenthin, C. (2018). Attachment centered play therapy with middle school preadolescents. In Green, E., Baggerly, J., & Myrick, A. (Eds.), *Play therapy with preteens* (pp. 35–48). Lanham, MD: Rowman & Littlefield.

Nichols, M.P. (2014). *The essentials of family therapy*, 6th Ed. Upper Saddle River, NJ: Pearson Education Inc.

附　　录

家庭关系发展访谈

日期 _____

来访者姓名 _____

治疗师 _____

　　这些问题旨在帮助我们评估你的家庭关系类型。我们感兴趣的是了解你的家庭成员（现在和过去）是如何经历亲密和分离的。这些经历将帮助我们制订治疗计划，帮助你理解和解决你目前在家庭中苦恼的关系问题。

1. 请描述你的童年。（说一些具体的回忆。）

_____

_____

_____

_____

2. 你小时候是个什么样的宝宝？你的家人讲过一些什么有关你婴儿时期的故事？

_____

_____

_____

_____

    注意：在接下来的三个问题中，请为你给出的每个形容词都举一个具体的例子。

3. 你会用哪五个形容词来描述你妈妈？

_____

_____

_____

_____

4. 你会用哪五个形容词来描述你的孩子 / 伴侣 / 自己？

_____

_____

_____

_____

5. 在你小时候，哪些人主要负责照顾你？（依恋对象。）

_____

_____

_____

_____

6. 请描述与这些重要人物的分离和团聚。(举一些小时候的具体
例子。)

_____

_____

_____

_____

7. 当你生病或受伤时会发生什么？

_____

_____

_____

_____

8. 请描述你最喜欢的生日。

_____

_____

_____

_____

9. 请描述你父母的关系。

_____

_____

_____

_____

10. 请描述你目前的婚姻关系 / 朋友关系。

_____

_____

_____

_____

11. 请描述你与孩子 / 妈妈 / 爸爸的关系。

_____

_____

_____

_____

12. 描述以下几个发展里程碑的具体回忆。

爬	失去亲人
走路	生病
微笑	儿童看护
发脾气	家里有新成员诞生
吃东西	睡觉
	上学